AF320269

Lakshmi Pavani P.
M. Vijayakumar

Manter o relaxamento e o alongamento estático após a cirurgia da anca
para melhorar a ADM do joelho

Lakshmi Pavani P.
M. Vijayakumar

Manter o relaxamento e o alongamento estático após a cirurgia da anca para melhorar a ADM do joelho

Uma perspetiva de fisioterapia para uma reabilitação bem-sucedida

ScienciaScripts

Imprint

Any brand names and product names mentioned in this book are subject to trademark, brand or patent protection and are trademarks or registered trademarks of their respective holders. The use of brand names, product names, common names, trade names, product descriptions etc. even without a particular marking in this work is in no way to be construed to mean that such names may be regarded as unrestricted in respect of trademark and brand protection legislation and could thus be used by anyone.

Cover image: www.ingimage.com

This book is a translation from the original published under ISBN 978-620-2-06967-0.

Publisher:
Sciencia Scripts
is a trademark of
Dodo Books Indian Ocean Ltd. and OmniScriptum S.R.L publishing group

120 High Road, East Finchley, London, N2 9ED, United Kingdom
Str. Armeneasca 28/1, office 1, Chisinau MD-2012, Republic of Moldova, Europe
Printed at: see last page
ISBN: 978-620-8-23886-5

Índice

CAPÍTULO 1

<u>INTRODUÇÃO</u>

As fracturas da anca, incluindo as fracturas do colo do fémur, intertrocantéricas, acetabulares, da cabeça do fémur e subtrocantéricas, são muito comuns do ponto de vista clínico. Entre elas, a fratura do colo do fémur e a fratura intertrocantérica são os tipos de fratura mais comuns (mais de 90%).[1] As fracturas da porção mais proximal do fémur são amplamente classificadas em intracapsulares ou extracapsulares e, em seguida, subdivididas por localização específica. Destes locais, as fracturas na região intertrocantérica são as mais comuns, representando aproximadamente 50% de todas as fracturas do fémur proximal.[2]

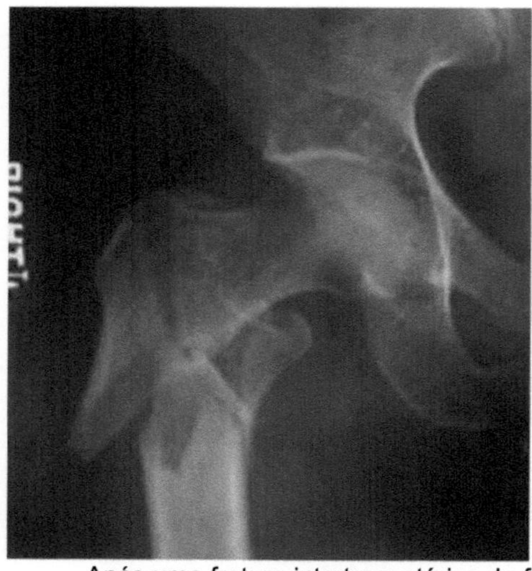

Após uma fratura intertrocantérica do fémur, a posição do membro no período pós-operatório requer atenção, sendo tratada com redução aberta e fixação interna.[1]

A cirurgia da anca está associada a muitas complicações. Os doentes sofrem geralmente de osteoporose, pneumonia hipostática, infeção do trato urinário, úlcera de pressão e trombose venosa profunda do membro inferior, deslocação da prótese, queda do pé, acidente vascular cerebral, arritmias cardíacas ou enfartes agudos do miocárdio, retenção urinária, pneumonia, infeção da ferida e feridas de pressão incidentes.

No entanto, o derrame do joelho é um fenómeno comum em doentes após cirurgia da anca. Os derrames pós-operatórios do joelho ocorrem devido a tensões fraccionais, vibração e impactação da articulação do joelho durante a cirurgia. Na fixação da fratura, o membro está sob tração durante o tratamento conservador ou como imobilização pré-operatória e a tração também ocorre quando a prótese está a ser reduzida. Estas tensões podem provocar uma resposta inflamatória no joelho, resultando em derrame.[4]

Christodoulou, A G et all induziram experimentalmente um derrame articular do joelho que levou à inibição do reflexo patelar e à disfunção neuromuscular do quadricípete. A disfunção do quadríceps após um traumatismo cirúrgico pode levar à inibição do reflexo patelar e ao derrame articular do joelho. [5]Estes derrames são designados por derrames simpáticos. Após o derrame, a articulação assume uma posição frouxa para acomodar o aumento do volume de líquido no espaço articular.[6] Este facto ajuda a diminuir a dor e proporciona conforto, mas leva a um encurtamento adaptativo relativo dos componentes dos tecidos moles anterolateralmente. Decker MJ et all sugeriram que várias condições patológicas ou lesões da articulação podem também causar distensão ou derrame capsular (ou seja, a inibição do reflexo muscular leva à atrofia muscular), especialmente na articulação do joelho. Sugeriram também que a inibição do reflexo patelar após um traumatismo cirúrgico se correlaciona com o derrame subsequente da articulação do joelho; o aumento do perímetro da coxa estava em sincronia com o derrame da articulação do joelho.[7]

É utilizada uma abordagem cirúrgica aberta ao longo do **aspeto lateral** da anca para as cirurgias da anca. O rompimento dos tecidos moles difere em cada procedimento. O tensor da fáscia lata (TFL), o vasto lateral (VL) ou o glúteo médio podem ser incisados (paralelamente às fibras) na incisão lateral. Kisner mencionou múltiplos músculos da anca que são traumatizados pela fratura da anca, levando a dor pós-operatória, inibição de reflexos e fraqueza durante a abdução da anca e a flexão do joelho. [8]

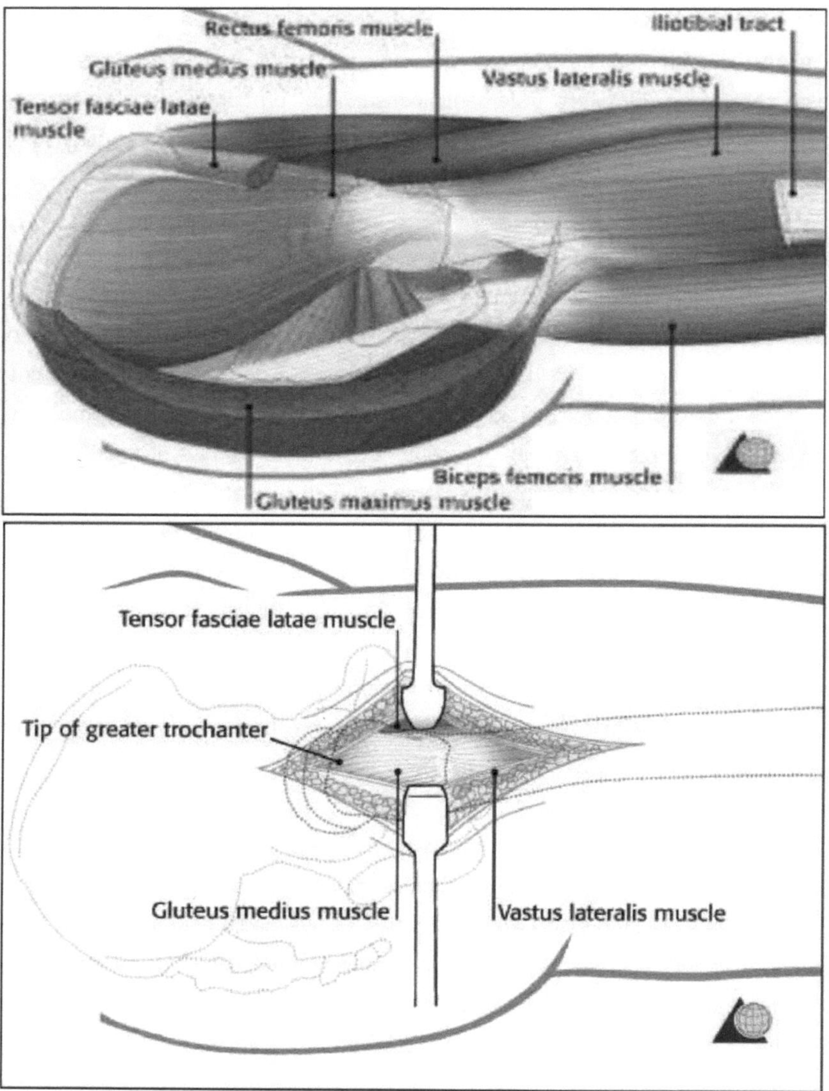

Após a incisão lateral, pode desenvolver-se a formação de aderências entre o TFL e o LV incisados, restringindo o movimento. A adução da anca, a rotação interna e a flexão do joelho exercem uma tensão sobre o TFL e o VL, respetivamente, durante os exercícios de ADM, pelo que são frequentemente dolorosos.[8]

Estes eventos causam perturbações no funcionamento normal da articulação e podem desencadear uma cadeia de eventos que acaba por afetar não só todas as partes da articulação, mas também as articulações circundantes e os tecidos moles, levando à rigidez.[9][10] Assim, observa-se que, após uma cirurgia à anca, ocorre uma restrição relativa da mobilidade da articulação do joelho.

A imobilização numa posição relativamente encurtada provoca uma degradação das proteínas contrácteis, uma diminuição do número de miofibrilas, uma diminuição do tamanho da secção transversal das fibras musculares, uma deterioração significativa do recrutamento das unidades motoras, uma redução do comprimento do músculo (absorção dos sarcómeros) e um aumento do tecido conjuntivo que serve para proteger o músculo fraco quando este se estica.A proteção muscular reflexa, a inibição muscular devido à dor, a imobilidade relativa do membro, o posicionamento do membro devido à dor, etc. conduzem frequentemente a um encurtamento adaptativo que, por sua vez, leva a uma diminuição ligeira a moderada do comprimento do músculo. Estes podem ser alguns dos factores limitantes da mobilidade articular limitada.[8]

Num estudo, Gossman M.R et al sugeriram que o encurtamento relativo do músculo pode levar à insuficiência passiva do quadríceps (reto femoral). [11]Sabe-se que o comprimento do músculo afecta as propriedades contrácteis do músculo, alterando assim o comprimento de repouso do músculo e a sua capacidade de funcionamento[12] . Um estudo detalhado de várias estruturas anatómicas que contribuem para a rigidez articular foi realizado por Johns e Wright, que afirmaram que a restrição articular é provocada pela cápsula articular (47%), pelos músculos circundantes, pelas fáscias intermusculares (41%), pelos tendões (10%) e pelo tecido cutâneo (2%).[13]

A imobilização devido a traumatismos conduz frequentemente ao encurtamento do tecido conjuntivo, à formação de aderências, tecido cicatricial, quelóides e contratura fibrótica dos músculos, tendões e outros tecidos conjuntivos. Nestes casos, o estiramento provocado por movimentos normais pode causar dor intensa e a mobilidade pode não regressar espontaneamente sem um tratamento específico de estiramento. As doenças, lesões e cirurgias provocam alterações na mobilidade dos tecidos. Os danos e a degeneração do tecido conjuntivo elástico com o envelhecimento, a inflamação e a lesão resultam na reparação por tecido conjuntivo mais fibroso.[14]

De acordo com Kisner, quando um músculo é esticado ou alongado, a força de estiramento é transmitida a todas as fibras musculares através do tecido conjuntivo dentro e à volta das fibras. É de supor que as interações moleculares ligam estes elementos não contrácteis à unidade contrátil do músculo, o sarcómero. Durante o estiramento, ocorre a transmissão de força longitudinal e lateral. Após estiramentos repetidos, ocorre uma rutura mecânica das pontes cruzadas à medida que os filamentos se afastam, levando a um alongamento abrupto do sarcómero (sarcomere give). As técnicas de alongamento são normalmente utilizadas para alongar os tecidos moles encurtados na junção musculotendinosa para facilitar o aumento da amplitude de movimento.®

O alongamento tem o seu impacto tanto nos tecidos contrácteis como nos não contrácteis. À medida que o músculo é esticado na ausência de contração, existe um certo comprimento a partir do qual o músculo começa a resistir a esse estiramento. Esta tração é atribuída ao recuo elástico das estruturas passivas dentro do músculo, ou seja, os tecidos conjuntivos intervenientes/[15]) De acordo com Magnusson (1996), ocorre uma libertação interfascial e fascial após o alongamento, que desempenha um papel importante na manutenção do comprimento e da extensibilidade do músculo/)[16]

Assim, é evidente que a recuperação de um músculo dos efeitos da imobilização numa posição encurtada pode demorar relativamente muito tempo se não se iniciar uma intervenção precoce[15] . A reabilitação exige, portanto, que o doente exercite a lesão, bem como as articulações e os tecidos moles circundantes/[17]) Os objectivos da terapia dos tecidos moles incluem: reduzir a dor, relaxar os músculos hipertónicos, alongar os tecidos limitados, melhorar a circulação local, promover a cicatrização de feridas e restaurar o funcionamento normal das articulações e dos tecidos moles. [18] Donatelli, Owens, Burkhat A afirmam que o movimento mantém a lubrificação das articulações e a distância crítica das fibras dentro da matriz e assegura uma deposição ordenada das fibrilas de colagénio[19] . A investigação revelou também que os alongamentos melhoram a eficácia do programa de reabilitação.[20]

Com a restrição da mobilidade durante um longo período de tempo, o tecido conjuntivo elástico será gradualmente substituído por tecido fibroso. Uma infiltração extensa de tecido fibroso menos elástico resultará numa restrição permanente da mobilidade. Assim, quando a restrição da mobilidade afecta negativamente a função e aumenta o risco de lesão, os exercícios de alongamento tornam-se um componente integral da intervenção individualizada.[8]

Assim, o alongamento é um termo generalizado utilizado para descrever uma manobra terapêutica concebida para aumentar a mobilidade dos tecidos moles e, subsequentemente, melhorar a amplitude de movimento das articulações através do alongamento de estruturas que se encurtaram adaptativamente e se tornaram hipomóveis ao longo do tempo. O objetivo do alongamento é melhorar a mobilidade articular, o comprimento muscular e a flexibilidade, bem como relaxar o músculo em geral.[8]

O metabolismo é menos eficiente nos músculos rígidos devido ao aumento da pressão intramuscular e à diminuição da circulação de fluidos. Os alongamentos aumentam a elasticidade dos músculos, dos tendões, das fáscias, dos ligamentos e das cápsulas articulares. Um aumento do tónus muscular conduz frequentemente a dores causadas pela irritação das terminações nervosas ou pelo aumento da pressão dentro e entre os músculos, o que provoca um abrandamento do metabolismo. Os sintomas de dor podem ser reduzidos com o relaxamento dos músculos através de alongamentos.[8]

A diminuição dos movimentos nem sempre é causada por alterações na estrutura dos tecidos, mas frequentemente pela ativação de receptores de dor no tecido conjuntivo. Isto também causa limitações consideráveis ao ativar os neurónios motores e

aumentando assim a rigidez muscular. [8] O equilíbrio muscular é importante para o funcionamento normal das articulações. Um desequilíbrio entre o músculo agonista e o antagonista de uma articulação pode perturbar a função articular. O desequilíbrio muscular é um aspeto que tem sido negligenciado ao longo dos anos, mas que precisa de ser avaliado e tratado.

Há muito debate sobre a eficácia de uma variedade de métodos de alongamento utilizados para melhorar a extensibilidade do músculo. Apesar da utilização extensiva destas técnicas na prática clínica pelos terapeutas, há falta de provas experimentais que apoiem o valor destes métodos. Assim, a restrição da mobilidade articular é uma deficiência comum observada na prática clínica da fisioterapia.

A facilitação neuromuscular propriocetiva (FNP) é uma dessas abordagens em que a utilização de técnicas de inibição para ajudar o alongamento muscular foi desenvolvida por Knott e Voss. As técnicas inibem em vez de facilitar a tensão muscular em músculos tensos. Estas técnicas foram modificadas para esticar grupos musculares isolados em doentes com perturbações músculo-esqueléticas, esticando-os em planos anatómicos ou em oposição à linha de tração de grupos musculares específicos, em vez de em padrões diagonais combinados.[8]

Uma forma desta técnica é HOLD - RELAX (HR) (contração isométrica). Neste caso, o músculo que limita a amplitude é primeiro alongado até ao ponto de limitação ou até ao ponto que seja confortável para o paciente. Em seguida, o doente executa uma contração isométrica pré-alongamento, no final da amplitude de movimento, seguida de relaxamento voluntário do músculo contraído. Em seguida, o membro é movido passivamente para a nova amplitude, à medida que o músculo que limita a amplitude é alongado. Aqui, a contração do doente é resistida e superada pelo operador, o que implica o alongamento e, por vezes, a rutura do tecido fibrótico presente no músculo envolvido. A lógica subjacente a esta técnica é que, após a contração isométrica, há um breve período durante o qual o músculo está reflexivamente relaxado e, por conseguinte, pode ser mais facilmente alongado. Porque a fonte desta inibição pode ser o GTO (órgão tendinoso de Golgi). É muitas vezes referida como inibição autogénica. Pós

A contração-relaxamento isométrico é utilizada para mobilizar as articulações, ultrapassando a barreira restritiva ao movimento específico da articulação.[8]

A outra forma de técnica que é comum e eficazmente utilizada para melhorar a flexibilidade muscular é o alongamento estático, através do qual os tecidos moles são alongados para além do ponto de resistência dos tecidos e depois mantidos na posição alongada durante um longo período de tempo com uma força de alongamento sustentada. Esta é uma técnica em que é aplicada uma força externa para mover o segmento corporal envolvido ligeiramente para além do ponto de resistência do tecido e da amplitude de movimento disponível. O local de estabilização, bem como a direção, velocidade, intensidade e duração de um alongamento (normalmente 15 segundos a vários minutos), são controlados manualmente pelo terapeuta. A lógica subjacente a esta técnica é que o GTO, que monitoriza a tensão criada por um alongamento de uma unidade músculo-tendinosa, pode anular quaisquer impulsos facilitadores da aferência primária do fuso muscular e, subsequentemente, pode inibir a tensão nas unidades contrácteis do músculo que está a ser alongado. Assim, acredita-se que o alongamento estático, se aplicado a baixa intensidade, gera menos trauma tecidual.[8]

Assim, a restrição articular, se não for tratada durante o período de cicatrização, pode levar a determinadas alterações patológicas que conduzem a uma incapacidade permanente que prejudica a capacidade funcional da pessoa. Assim, o objetivo do estudo é conceber um programa terapêutico específico para obter uma amplitude de movimento de flexão do joelho na fase aguda após uma cirurgia à anca. Assim, o conceito antigo de alongamento passivo deve ser substituído por novas técnicas que reduzam o trauma e o tempo necessário para a reabilitação precoce.

CAPÍTULO 2

NECESSIDADE DE ESTUDO

A restrição da amplitude de movimento do joelho na fase aguda após uma cirurgia da anca com abordagem lateral é comummente observada devido à divisão do vasto lateral e do tensor da fáscia lata. Existem muito poucos estudos para ultrapassar esta complicação.

Assim, a necessidade do estudo é centrar-se no protocolo de tratamento que irá ultrapassar as complicações através do tratamento dado a estas estruturas envolvidas.

HIPÓTESE

HIPÓTESE NULA:

- Ambas as técnicas, manter o relaxamento e alongamento estático, podem ser igualmente eficazes para melhorar a flexão do joelho e reduzir a dor no pós-operatório de cirurgias da anca.

HIPÓTESE ALTERNATIVA:

- A técnica Hold-Relax é mais eficaz do que os alongamentos estáticos para melhorar a flexão do joelho e reduzir a dor no pós-operatório de cirurgias da anca.
- Os alongamentos estáticos são mais eficazes do que a técnica hold-relax para melhorar a flexão do joelho e reduzir a dor no pós-operatório de cirurgias da anca.

FINALIDADE E OBJECTIVOS

OBJECTIVO:

Estudar a eficácia da técnica hold relax e do alongamento estático para ganhar a flexão do joelho na fase aguda após a cirurgia da anca.

OBJECTIVOS:

- Estudar os efeitos da técnica hold relax para ganhar flexão do joelho.

- Estudar o efeito do alongamento estático para ganhar a flexão do joelho.

- Para provar qual o método mais eficaz para obter uma flexão precoce do joelho.

CAPÍTULO 3

<u>REVISÃO DA LITERATURA</u>

Kayla B. Hindle et al (2012) concluíram que a facilitação neuromuscular proprioceptiva (FNP) é uma prática comum para aumentar a amplitude de movimento e o desempenho, embora tenha sido feita pouca investigação para avaliar as teorias que lhe estão subjacentes. Foram identificados quatro mecanismos teóricos: inibição autogénica, inibição recíproca, relaxamento do stress e a teoria do controlo do portão. Os estudos sugerem que a combinação destes quatro mecanismos melhora a amplitude de movimento.[21]

Hamid Arazi et al (2012), no seu estudo, indicaram que ocorreram melhorias significativas na força, no volume muscular e na flexibilidade a partir do pós-teste para os grupos de treino de resistência (TR) e TR + PNF, quando comparados com o pré-teste, não havendo diferenças significativas entre os grupos. No entanto, os resultados mostraram que o grupo RT + PNF teve um pouco mais de melhorias na força, volume muscular e flexibilidade quando comparado ao grupo RT.[22]

Abdulrahim Zakaria et al (2012) realizaram um estudo e descobriram que não há diferença significativa entre o auto-alongamento e o alongamento PNF aplicado pelo terapeuta, tanto o auto-alongamento como o alongamento PNF aplicado pelo terapeuta são métodos de tratamento eficazes, mas o alongamento PNF aplicado pelo terapeuta é clinicamente mais significativo do que o auto-alongamento.[23]

Michael Samson et al (2012) realizaram um estudo para determinar os efeitos dos protocolos de alongamentos estáticos e dinâmicos no âmbito de aquecimentos gerais e específicos da atividade e concluíram que a utilização de alongamentos estáticos no âmbito de um aquecimento específico da atividade assegura uma ADM máxima, juntamente com uma melhoria do desempenho do sprint.[24]

Phil Page et al (2012) O alongamento é uma atividade comum e os benefícios do alongamento são conhecidos, mas continua a haver controvérsia sobre o melhor tipo de alongamento para um determinado objetivo ou resultado e o objetivo deste comentário clínico é discutir os conceitos actuais de intervenções de alongamento muscular e resumir as evidências relacionadas com o alongamento utilizado tanto no exercício como na reabilitação.[25]

Hassan Daneshmandi et al (2011) realizaram um estudo e concluíram que não havia diferença significativa entre os exercícios de alongamento estático e os exercícios de alongamento PNF (HR) e o estudo mostrou os efeitos dos exercícios de flexibilidade na melhoria da ADM da articulação do joelho de amputados abaixo do joelho. Por conseguinte, salienta a necessidade de realizar exercícios de alongamento estático e exercícios PNF para melhorar a condição física dos amputados e para os reabilitar.[26]

Nagarwal A.K et al (2010) realizaram um estudo e concluíram que ambas as técnicas, nomeadamente PNF Hold-Relax e PNF-CRAC, são quase iguais em termos de eficácia clínica para melhorar a flexibilidade dos isquiotibiais e que qualquer uma das técnicas pode ser utilizada na prática clínica para melhorar a flexibilidade dos isquiotibiais/)[27]

Atef Khalil Rashad et al (2010) efectuaram um estudo para comparar o efeito de dois métodos de alongamento (alongamento estático e PNF) na amplitude de movimentos e no músculo e sugeriram que as taxas de melhoria mais elevadas para a amplitude de movimentos do método PNF. Além disso, foram alcançadas taxas de melhoria mais elevadas para a amplitude de movimentos e os testes de força nos juniores do que nos seniores. -[28]

Mohd. Waseem et al (2009) realizaram um estudo e concluíram que o alongamento estático e o programa de treino excêntrico melhoram o ângulo poplíteo, ou seja, a flexibilidade dos isquiotibiais, e melhoram o desempenho atlético. O alongamento estático resultou numa melhoria máxima em comparação com o treino/contração excêntrica na flexibilidade dos isquiotibiais.[29]

Madeleine Smith et al (2008) descobriram que alterar a duração do componente de alongamento passivo não tem um impacto significativo na eficácia do MET para aumentos de curto prazo na extensibilidade muscular/)[30]

Whatman C et al (2006) realizaram um estudo para investigar a alteração na rigidez passiva dos isquiotibiais e na amplitude de movimento (ADM) da articulação do joelho após uma única sessão de alongamento passivo dos isquiotibiais com ou sem movimento ativo pós-alongamento e concluíram que uma sessão isolada de alongamento produziu uma alteração pequena e de curta duração na ADM e na rigidez.

Dain P. LaRoche et al (2006) efectuaram um estudo no qual concluíram que tanto o alongamento estático como o alongamento balístico aumentam a amplitude de movimento, muito provavelmente como resultado de uma maior tolerância ao alongamento e não de alterações na elasticidade muscular. Quatro semanas de alongamento mantêm a amplitude de movimento e a tolerância ao alongamento nos dias após o exercício excêntrico.[31]

Mayer, JM, et al (2005) realizaram um estudo que comparou os efeitos dos alongamentos PNF com um grupo de controlo sobre a flexibilidade e concluíram que existia uma diferença significativa entre os dois grupos, tendo o grupo dos alongamentos aumentado as alterações na flexibilidade/)[32]

Sarah M Marek et al (2005) realizaram um estudo para examinar os efeitos a curto prazo dos alongamentos de facilitação neuromuscular estáticos e proprioceptivos e sugeriram que a AROM e a PROM aumentaram em resultado dos alongamentos de facilitação neuromuscular estáticos e proprioceptivos. Concluiu também que ambos os alongamentos causaram défices semelhantes na força, potência e ativação muscular, tanto a velocidades lentas ($60°s^{-1}$) como rápidas ($300°s^{-1}$).[33]

Winters MV et al (2004) concluíram no seu estudo que os alongamentos passivos e activos são igualmente eficazes para aumentar a amplitude de movimento, presumivelmente devido ao aumento da flexibilidade dos músculos flexores da anca tensos. Tanto os alongamentos activos como os passivos parecem aumentar a flexibilidade dos músculos flexores da anca tensos em pacientes com deficiências músculo-esqueléticas.[34]

Hahne AJ et al (2004) testaram a validade da prática na utilização de alterações pós-tratamento na intensidade da dor e na ADM de um doente para orientar a seleção do tratamento e prever resultados a longo prazo, avaliando o valor preditivo das alterações durante a sessão na intensidade da dor e na ADM. Os resultados fornecem um apoio preliminar à prática da utilização de alterações durante a sessão na intensidade da dor e na amplitude de movimento para orientar a seleção do tratamento quando se tratam deficiências em doentes com dor lombar.[35]

Birgit Schubacket al (2004) realizou um estudo onde não encontrou diferenças significativas quando os regimes de alongamento foram comparados e concluiu que ambos os componentes de facilitação neuromuscular proprioceptiva versus uma técnica PNF "Slow Reversal Hold-Relax" (SRHR) aplicada por um fisioterapeuta, os regimes de alongamento que incorporam componentes de facilitação neuromuscular proprioceptiva resultaram num aumento significativo da flexibilidade dos isquiotibiais quando aplicados uma vez durante 2 minutos.[36]

Russell T. Nelson et al (2004) efectuaram um estudo onde não foi encontrada qualquer diferença entre os grupos de alongamento excêntrico e estático. Concluiu que os ganhos obtidos na amplitude de movimento de extensão do joelho (indicando melhoria na flexibilidade dos isquiotibiais) com o treino excêntrico eram iguais aos obtidos com o alongamento estático dos músculos isquiotibiais.[37]

Fiona Ballantyne et al (2003) investigaram a eficácia da técnica de energia muscular no aumento da extensão passiva do joelho e concluíram que a técnica de energia muscular produziu um aumento imediato na extensão passiva do joelho. Esta alteração observada na amplitude de movimento deve-se possivelmente a um aumento da tolerância ao estiramento, uma vez que não houve evidência de alteração visco-elástica.[38]

M. N. Nachtwey et al (2003) realizaram um estudo no qual concluíram que, embora ambas as técnicas PNF-hold-relax, direta e indireta, possam ser praticadas eficazmente para induzir o relaxamento muscular dos isquiotibiais e aumentar o movimento da articulação da anca, nem a técnica direta nem a indireta de hold-relax foram mais eficazes do que a outra. A escolha de uma técnica qualificada tem de ser feita individualmente, de acordo com o doente e o terapeuta/)[39]

Ferber R, et al (2002) compararam o efeito das técnicas de alongamento do PNF e indicaram que o contrato-relaxamento agonista (ACR) produziu mais ADM e mais atividade EMG do que o CR e o SS, respetivamente, e concluíram que as técnicas de alongamento do PNF podem aumentar a ADM em adultos mais velhos. No entanto, foi observado um efeito paradoxal, na medida em que o alongamento do FNP pode não induzir o relaxamento muscular, apesar de a ADM em torno de uma articulação aumentar/)[40]

J.BrentFeland, et al (2001) efectuaram um estudo e concluíram que uma repetição (32 segundos) de alongamento proporciona um aumento agudo da flexibilidade dos isquiotibiais. Os alongamentos CRPNF (contract-relax PNF) e estáticos melhoram significativamente a flexibilidade. Para os homens e os participantes com menos de 65 anos de idade, os alongamentos CRPNF parecem ser mais benéficos do que os alongamentos estáticos e os benefícios em termos de flexibilidade entre os alongamentos CRPNF e estáticos são semelhantes para as mulheres e os participantes com 65 anos ou mais.[41]

Ian Shrier et al (2000) Os alongamentos devem ser mantidos para obter a amplitude máxima de movimento porque os músculos não são puramente elásticos, mas sim viscoelásticos. Tanto para os aumentos imediatos (dentro de 60 minutos) como para os aumentos a longo prazo (ao longo de semanas) da amplitude de movimento, a investigação mostra que um alongamento de 15 a 30 segundos por grupo muscular é suficiente para a maioria das pessoas, mas algumas pessoas ou grupos musculares requerem uma duração mais longa ou mais repetições. Para efeitos imediatos, o alongamento aumenta a amplitude de movimento através de uma diminuição da viscoelasticidade e de um aumento da tolerância ao alongamento.[42]

Keitaro Kubo et al (2000) realizaram um estudo e concluíram que o alongamento não produziu alterações significativas na contração voluntária máxima (CVM), mas diminuiu significativamente a rigidez e a histerese e sugerem que o alongamento diminuiu a viscosidade das estruturas do tendão, mas aumentou a elasticidade.[43]

Glen M. DePino et al (2000) efectuaram um estudo no qual concluíram que 4 alongamentos estáticos consecutivos de 30 segundos aumentavam a flexibilidade dos isquiotibiais (determinada pelo aumento da amplitude de movimento de extensão do joelho), mas este efeito durava apenas 3 minutos após a interrupção do protocolo de alongamento.[44]

Bandy WD (1998) efectuou um estudo e comparou que, embora tanto o alongamento estático como o DROM (dynamic range of motion) aumentem a flexibilidade dos isquiotibiais, um alongamento estático de 30 segundos era mais eficaz do que a técnica mais recente, o DROM, para aumentar a flexibilidade. Dado o facto de um alongamento estático de 30 segundos aumentar a ADM mais de duas vezes do que o DROM/)[45]

Lee N. Burkett et al (1998), no seu estudo, verificou que houve um aumento significativo da flexibilidade a longo prazo ou em todas as técnicas, mas não houve diferença significativa entre as técnicas e o estudo indicou que o Power Stretch era tão eficaz como as técnicas tradicionais de alongamento utilizadas neste estudo.[46]

Paul R. Surburg et al (1997) fez uma pesquisa onde concluiu que os défices proprioceptivos e cinestésicos são conhecidos por ocorrerem após certos tipos de lesões, e a utilização de técnicas PNF para corrigir estes problemas é uma aplicação natural. Uma tendência contemporânea na reabilitação do exercício são os exercícios multiplanares, que são tipificados pelas técnicas PNF.[47]

Joseph J Godges, et al (1993) compararam os efeitos de dois procedimentos de alongamento na amplitude de movimento da anca e na economia de marcha e o estudo resultou em melhorias significativas na ADM na flexão e extensão da anca com melhorias significativas a 40% do VO2 max, a 60% do VO2 max e a 80% do VO2max após o procedimento de alongamento estático. O procedimento de mobilização dos tecidos moles com PNF (STM/PNF) melhorou a economia de marcha apenas numa carga de trabalho, 60% do VO2max, o que sugere que uma única sessão de alongamento estático ou STM/PNF foi eficaz para melhorar a ADM da anca, mas o alongamento estático foi mais eficaz para melhorar a economia de marcha/)[48]

Sullivan et al (1992) efectuaram um estudo para determinar o efeito da posição pélvica e do método de alongamento na flexibilidade dos músculos isquiotibiais, comparando o alongamento estático (SS) e o alongamento dos isquiotibiais com a facilitação neuromuscular proprioceptiva (PNF), tendo sugerido que a posição de inclinação pélvica anterior (APT) era mais importante do que o método de alongamento para aumentar a flexibilidade dos músculos isquiotibiais.[49]

Etnyre, B. R. (1988) realizou um estudo no qual concluiu que as técnicas de facilitação neuromuscular proprioceptiva (PNF) (ou seja, CR e CRAG) eram mais eficazes do que o método SS para aumentar a ADM tanto para a flexão da anca como para a extensão do ombro em ambos os sexos. Os homens mostraram um melhor efeito global utilizando o método CRAG, enquanto as mulheres não mostraram diferenças significativas entre os métodos PNF ao longo do tratamento.[50]

Condon SM, et al (1987) estudou a atividade electromiográfica do músculo sóleo e a amplitude de movimento de dorsiflexão do tornozelo durante quatro procedimentos de alongamento, alongamento estático, manter relaxado, contração agonista e manter relaxado a contração agonista, tendo verificado que a amplitude de dorsiflexão alcançada no final do alongamento não diferia significativamente entre os procedimentos de alongamento, os procedimentos AC e HR-AC estavam associados a níveis mais elevados de EMG do músculo sóleo do que os níveis nos procedimentos SS e HR/[515]

Osternig LR, (1987) estudou a ativação muscular durante as técnicas de alongamento de facilitação neuromuscular proprioceptiva (PNF) e os dados sugerem que o contrato-relaxamento (CR) e o contrato-relaxamento agonista (ACR) não evocam um relaxamento suficiente nos músculos que se opõem à extensão do joelho para superar a facilitação da tensão gerada pelo alongamento, em comparação com o alongamento-relaxamento (SR). Esta tensão aumenta a vulnerabilidade muscular à dor e à tensão se o alongamento continuar/)[52]

Abraham LD.et al (1986) realizaram o estudo e concluíram que várias influências neurais inibitórias podem ter um efeito aditivo na redução profunda da excitabilidade do pool motor. Partindo do pressuposto de que uma maior inibição do pool motor reduz a contractibilidade muscular e, por conseguinte, permite uma maior complacência muscular, sugere-se que os métodos de facilitação neuromuscular proprioceptiva (PNF), em particular os que envolvem ativação recíproca, proporcionam o maior potencial de alongamento muscular/)[53]

Etnyre BR, et al (1986) efectuou um estudo para comparar o alongamento estático (SS) com uma ou mais técnicas de Facilitação Neuromuscular Proprioceptiva (FNP): contrato-relaxamento (CR); e contrato-relaxamento-antagonista-contrato (CRAC), tendo verificado que os músculos de duas articulações em que as técnicas de FNP eram mais eficazes do que o alongamento estático para aumentar a amplitude de movimento. Além disso, uma ativação recíproca foi a mais eficaz para aumentar a amplitude de movimento.[54]

Wallin D et al (1985) comparou duas técnicas de alongamento para estudar a melhoria da flexibilidade muscular, tendo concluído que uma vez por semana era suficiente para manter a flexibilidade melhorada, enquanto que três e cinco vezes por semana a aumentava ainda mais.[55]

Lucas RC et al (1984) realizaram um estudo comparativo de técnicas de facilitação neuromuscular estáticas, dinâmicas e proprioceptivas sobre a flexibilidade, onde os resultados indicaram que os 3 métodos de treino da flexibilidade produziram melhorias significativas quando as pontuações médias pré-teste e pós-teste foram comparadas/)[56]

Sady SP et al (1982) estudaram os efeitos das técnicas de alongamento na flexibilidade dos músculos do ombro, do tronco e dos isquiotibiais em homens universitários e concluíram que o PNF pode ser a técnica preferida para melhorar a flexibilidade e que o treino da flexibilidade resulta numa maior consistência das pontuações de flexibilidade em comparação com o treino estático e balístico.[57]

Medeiros JM et al (1977) conceberam um método para comparar os efeitos das contracções isométricas e do alongamento passivo na modificação da amplitude de movimento articular, tendo indicado que ambos os grupos de tratamento aumentaram significativamente a sua amplitude de flexão passiva da anca com o joelho estendido, quando comparados com o grupo de controlo. As comparações entre os dois grupos de tratamento indicaram que ambos os procedimentos tiveram efeitos significativos e semelhantes.[58]

CAPÍTULO 4

MATERIAIS E METODOLOGIA

- **DESENHO DO ESTUDO:** Estudo de ensaio de controlo aleatório

- **LOCAL DO ESTUDO:**

> Faculdade de Medicina e Centro de Investigação Padmashree Dr. D.Y.Patil, Pimpri, Pune

> Hospital Inlaks e Budhrani, Pune

- **POPULAÇÃO-ALVO:** Pacientes submetidos a cirurgias da anca

- **POPULAÇÃO DA AMOSTRA:** Pacientes submetidos a fixação com parafuso dinâmico da anca (DHS) ou fixação com parafuso com incisão lateral

- **MÉTODO DE AMOSTRAGEM:** Amostragem aleatória dividida em dois grupos (Grupo A, Grupo B)

- **TAMANHO DA AMOSTRA:** 30 Sujeitos.

CRITÉRIOS DE INCLUSÃO

1. Idade: 25 a 60 anos.
2. Tanto homens como mulheres.
3. Fratura intertrocantérica da extremidade superior do fémur tratada com fixação dinâmica com parafusos da anca.
4. Abordagem lateral para redução aberta e fixação interna.

CRITÉRIOS DE EXCLUSÃO

1. Fracturas patológicas.
2. Casos de re-fixação.
3. Artroplastia do joelho.
4. Abordagem posterior ou abordagem anterior.
5. Qualquer fratura, incluindo a rótula, a extremidade inferior do fémur e a extremidade superior da tíbia.

6. Sem doenças neurológicas.

7. Sem complicações neuro-vasculares após a lesão.

8. Não há deformidade em flexão fixa do joelho.

MATERIAIS NECESSÁRIOS

1. Goniómetro universal.
2. Escala visual analógica (EVA).
3. Fita métrica.

CAPÍTULO 5

PROCEDIMENTO

Os doentes que preenchiam os critérios de inclusão foram selecionados para o estudo. Foi obtido o consentimento escrito para a sua participação. O objetivo do estudo e o procedimento foram explicados aos sujeitos.

30 doentes foram selecionados aleatoriamente e divididos em dois grupos. Grupo A e grupo B. Cada grupo continha 15 doentes.

Os indivíduos foram distribuídos aleatoriamente por dois grupos através do método de sorteio: grupo de relaxamento (grupo A) e grupo de alongamento estático (grupo B).

Foi efectuada uma avaliação pré-intervenção para avaliação da dor utilizando a EVA e medições da amplitude de movimento do joelho utilizando um goniómetro universal com o epicôndilo femoral lateral como fulcro e a circunferência do joelho utilizando uma fita métrica.

A intervenção comum a todos os três grupos inclui

- Movimentos dos dedos dos pés do tornozelo
- Rotações do tornozelo - no sentido dos ponteiros do relógio, no sentido contrário

ao dos ponteiros do relógio

- Exercício estático para os isquiotibiais
- Exercícios estáticos para os quadríceps
- Exercício de elevação da perna direita assistida para ativa
- Exercício de abdução ativa assistida
- Exercício de flexão ativa da anca e do joelho com assistência
- Também exercícios activos de amplitude de movimentos livres dados à extremidade não afetada
- Exercícios de ponte unilaterais e
- Exercícios de fortalecimento das extremidades superiores.
- Os exercícios de respiração também são incluídos em todos os dois grupos
- O grupo "hold relax" (grupo A) recebeu a forma "hold-relax" de PNF para os extensores do joelho na posição deitada de lado, incluindo a intervenção comum.

Método de aplicação do relaxamento dos porões:

- Os indivíduos foram colocados numa posição deitada de lado, após autorização do cirurgião, com almofadas adequadas entre ambas as pernas.
- A anca foi mantida em posição neutra com estabilização adequada da pélvis.

- O músculo que limita a amplitude de movimento, ou seja, o quadríceps, é alongado até ao ponto de limitação ou até ao ponto que seja confortável para o doente.
- Em seguida, o doente realiza uma contração isométrica (até 30 segundos) pré-alongada e de amplitude final, seguida de um relaxamento voluntário do músculo contraído, ou seja, do quadríceps.
- Em seguida, o membro é movido passivamente para a nova amplitude à medida que o músculo limitador da amplitude é alongado.
- Esta técnica foi aplicada durante 5-7 repetições uma vez por dia.
- O grupo de alongamento estático (grupo B) recebeu o alongamento estático dos extensores do joelho na posição deitada de lado, incluindo a intervenção comum.

<u>Método de alongamento estático</u>:

- Os indivíduos foram colocados numa posição deitada de lado, após autorização do cirurgião, com almofadas adequadas entre ambas as pernas.
- A anca foi mantida em posição neutra com estabilização adequada da pélvis.
- O joelho é então levado passivamente até ao ponto ligeiramente à frente da resistência do tecido e mantido nessa posição durante um período de tempo prolongado com um alongamento sustentado.
- A duração do alongamento estático era pré-determinada antes do alongamento ou baseava-se na resposta do doente durante o procedimento de alongamento.
- A duração variava entre 15 segundos e 30 segundos.
- A frequência do tratamento para ambos os grupos será de uma vez por dia.
- A duração de toda a sessão de tratamento para todos os dois grupos foi de 15 a 25 minutos, diariamente.
- A intervenção para todos os dois grupos foi iniciada a partir do 3º dia pós-operatório até ao 12º dia pós-operatório.
- Foi efectuada uma avaliação pós-intervenção para avaliar a dor (utilizando a EVA), a amplitude de movimento do joelho (utilizando um goniómetro universal) e a circunferência do joelho (utilizando uma fita métrica) no dia 4, no dia 8 e no dia 12.

Uma vez que uma das medidas de resultado é a goniometria para verificar a amplitude de movimento de flexão do joelho, durante a realização da investigação, o resultado do investigador pode variar com um erro de +/- 2.

MEDIDAS DE RESULTADO
1) **<u>Escala Visual Analógica -</u>** É o instrumento mais utilizado para avaliar a

intensidade da dor em adultos. Consiste numa linha reta com 10 cm de comprimento. As extremidades são definidas em termos dos limites extremos da experiência de dor, ausência de dor e a pior dor alguma vez sentida e pede-se ao doente que marque na linha de acordo com a dor sentida. A escala tem uma boa validade e fiabilidade. r=0,81-0,87 e r = 0,99.[55]

2) **Amplitude de movimento do joelho**: O goniómetro é o instrumento mais utilizado para avaliar a amplitude de movimento em adultos. O goniómetro é devidamente colocado no ponto de apoio e os dois braços são devidamente estabilizados paralelamente ao membro e o grau de movimento é marcado e anotado de acordo com a amplitude. Num estudo realizado por Gogia PPRose SJ, Norton BJ ,a análise dos dados revelou que a fiabilidade intertester (r = .98; ICC = .99) e a validade (r = .97-.9S; ICC = .98-.99) eram elevadas. Os resultados deste estudo indicam que as medições goniométricas da articulação do joelho são fiáveis e válidas.

3) **A circunferência do joelho, utilizando uma fita métrica.**
O doente está deitado em decúbito dorsal e a circunferência do joelho foi medida à volta do joelho, na linha articular, utilizando uma fita métrica. A circunferência foi medida em centímetros (cm).

CAPÍTULO 6

<u>ANÁLISE E INTERPRETAÇÃO DOS DADOS</u>

Análise de dados

A análise dos dados foi efectuada e a amplitude de movimento, a dor e a circunferência do joelho foram registadas e tabuladas.

A análise estatística foi efectuada utilizando o teste "t" emparelhado e o teste "t" não emparelhado. A significância intergrupos foi calculada utilizando o teste "t" emparelhado e a significância intragrupo foi calculada utilizando o teste "t" não emparelhado.

Fórmula

Média $\overline{X} = \sum X / n$

Em que $\overline{X}$ é uma determinada variável n é o número total de sujeitos

Desvio padrão $= \sqrt{\dfrac{\sum (X - \overline{X})^2}{N}}$

Em que X = Pontuação individual

$\overline{X}$ = a pontuação média

N = Número total de sujeitos

PAIRED " t " TEST

$$t = \dfrac{\sum d}{\sqrt{\dfrac{n \sum d^2 - (\sum d)^2}{n-1}}}$$

Onde; d = diferença entre cada par de pontuações de cada sujeito Σd = o total das diferenças

$(\Sigma\ d)^2$ = otota ' °f das diferenças, ao quadrado.

Σd^2 = o total das diferenças ao quadrado.

n = número de sujeitos, ou pares de sujeitos emparelhados.

NÃO EMPREGADO " t " TESTE

$$t = \frac{X_1 - X_2}{\sqrt{\dfrac{\left[\sum X_1 - \left(\sum X_1^2\right)\right]\left[\sum X_2 - \left(\sum X_2^2\right)\right]}{n_1 \qquad n^2}} \times \sqrt{\left[\dfrac{1}{n_1} + \dfrac{1}{n_2}\right]}}$$

$$(n_1 - 1) + (n_2 - 1)$$

Onde;

XI = média da pontuação da condição 1

X_2 = média da pontuação da condição 2

ΣX_1^2 = o quadrado de cada pontuação individual da condição 1 totalizada.

ΣX_2^2 = o quadrado de cada pontuação individual da condição 2 totalizada.

$(\Sigma X\ )_1^2$ = o total das pontuações individuais da condição 1 ao quadrado.

$(\Sigma X\ )_2^2$ = o total das pontuações individuais da condição 2 ao quadrado.

TABELA - 1 COMPARAÇÃO ENTRE OS VAS PRÉ-TRATAMENTO E PÓS-TRATAMENTO DO GRUPO A

GROUP A	PRE-TREATMENT		POST-TREATMENT		SIGNIFICANCE	
VAS	MEAN	SD	MEAN	SD	t	p
	8.32	0.7599	2.22	1.052	22.099	0.000

GRÁFICO - 1 COMPARAÇÃO ENTRE OS VAS PRÉ-TRATAMENTO E PÓS-TRATAMENTO DO GRUPO A

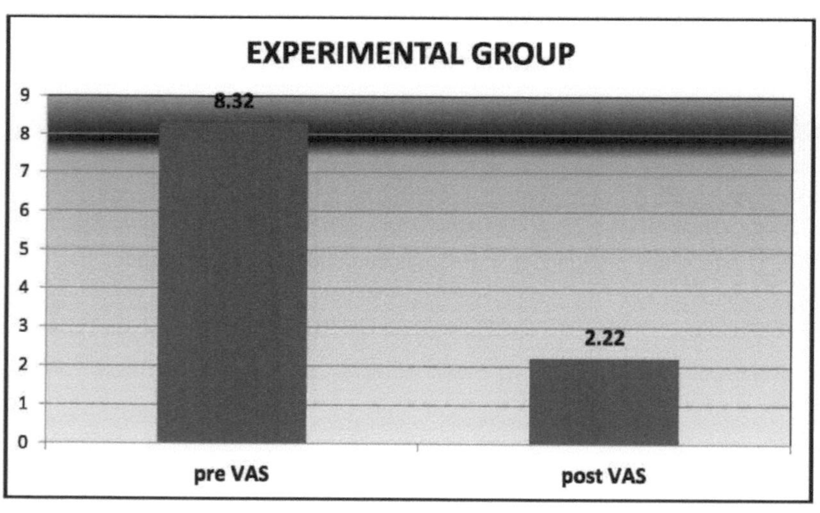

GROUP A	PRE-TREATMENT		POST-TREATMENT		SIGNIFICANCE	
ROM	MEAN	SD	MEAN	SD	t	p
	16.27	4.284	104.5	5.73	80.771	0.000

GRÁFICO - 2 COMPARAÇÃO ENTRE A ROM PRÉ-TRATAMENTO E A ROM PÓS-
TRATAMENTO DO GRUPO A

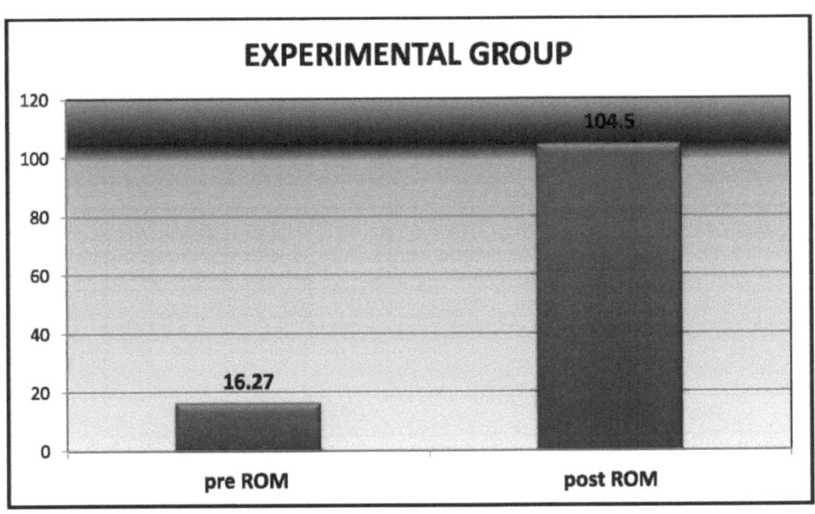

TABELA- 3 COMPARAÇÃO ENTRE O PERÍMETRO ANTES E DEPOIS DO TRATAMENTO DO GRUPO A

GROUP A	PRE-TREATMENT		POST-TREATMENT		SIGNIFICANCE	
CIRCUMFERENCE	MEAN	SD	MEAN	SD	t	p
	37.07	1.935	35.97	2.022	11.000	0.000

GRÁFICO - 3 COMPARAÇÃO ENTRE O PERÍMETRO PRÉ-TRATAMENTO E PÓS-TRATAMENTO DO GRUPO A

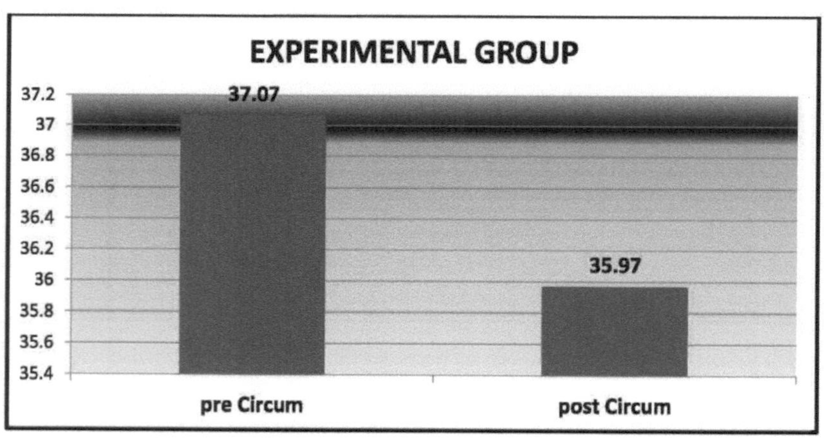

TABELA - 4 COMPARAÇÃO ENTRE OS VAS PRÉ-TRATAMENTO E PÓS-TRATAMENTO DO GRUPO B

GROUP B	PRE-TREATMENT		POST-TREATMENT		SIGNIFICANCE	
VAS	MEAN	SD	MEAN	SD	t	p
	8.633	0.5246	2.993	0.9867	18.645	0.000

GRÁFICO - 4 COMPARAÇÃO ENTRE OS VAS PRÉ-TRATAMENTO E PÓS-TRATAMENTO DO GRUPO B

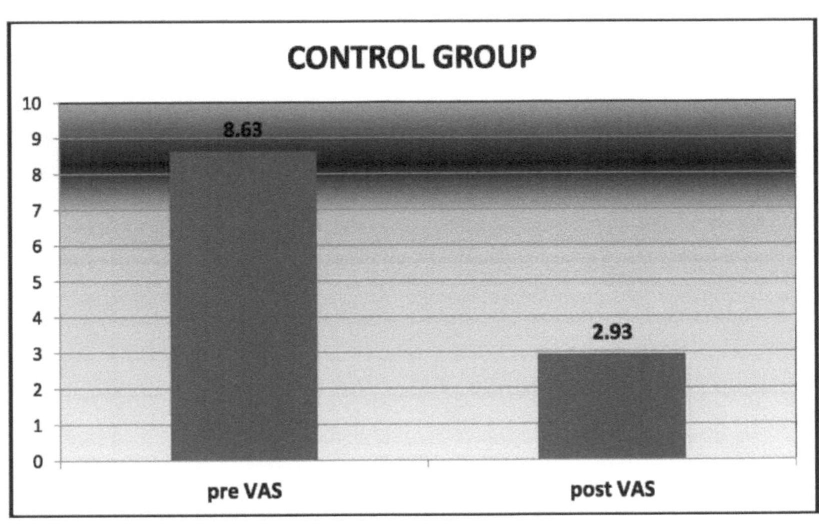

TABELA - 5 COMPARAÇÃO ENTRE O ROM PRÉ-TRATAMENTO E O ROM PÓS-TRATAMENTO DO GRUPO B

GROUP B	PRE-TREATMENT		POST-TREATMENT		SIGNIFICANCE	
ROM	MEAN	SD	MEAN	SD	t	p
	17.2	4.427	99.4	6.717	43.084	0.000

GRÁFICO - 5 COMPARAÇÃO ENTRE O ROM PRÉ-TRATAMENTO E O ROM PÓS-TRATAMENTO DO GRUPO B

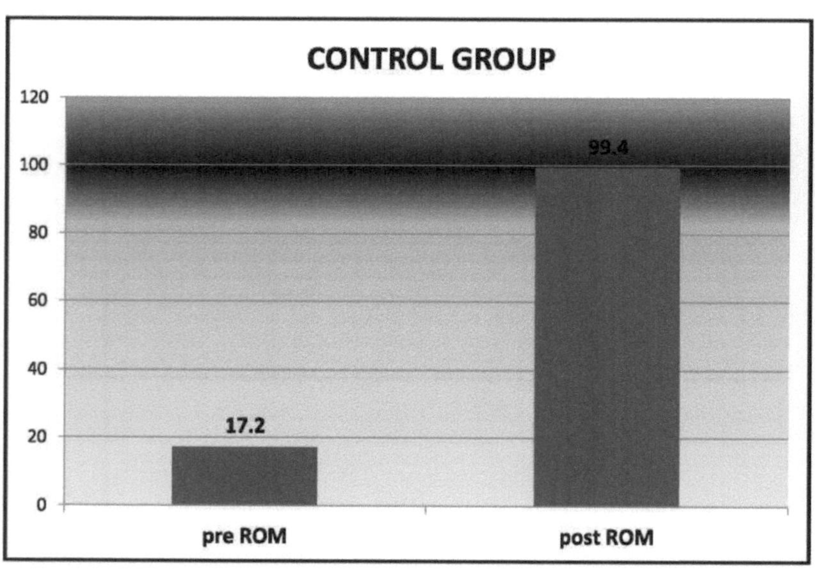

GROUP B	PRE-TREATMENT		POST-TREATMENT		SIGNIFICANCE	
CIRCUMFERENCE	MEAN	SD	MEAN	SD	t	P
	37.79	1.774	36.63	1.727	19.083	0.000

GRÁFICO - 6 COMPARAÇÃO ENTRE O PERÍMETRO PRÉ-TRATAMENTO E PÓS-TRATAMENTO DO GRUPO B

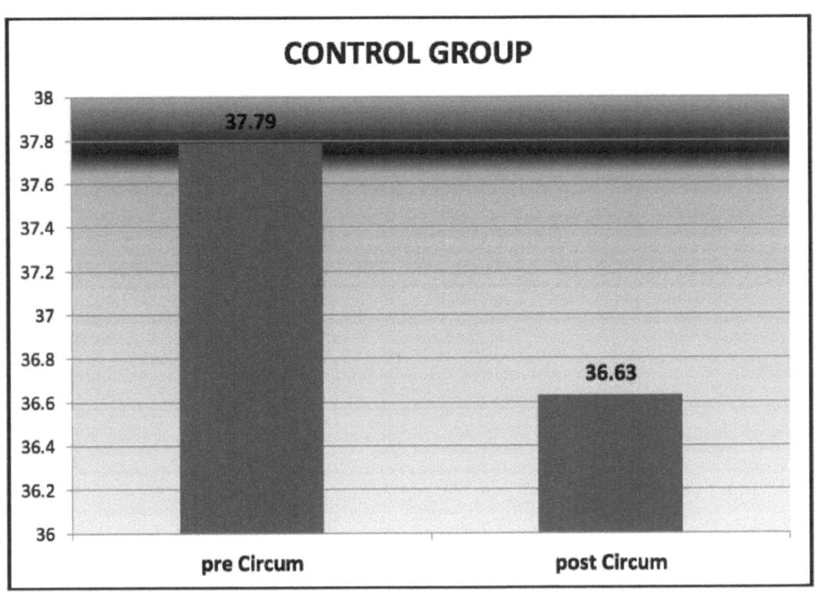

QUADRO-7 COMPARAÇÃO ENTRE O GRUPO A E O GRUPO B VAS

VAS	GROUP A		GROUP B		SIGNIFICANCE	
	MEAN	SD	MEAN	SD	Unpaired t	p
	-6.1	1.069	-5.64	1.172	-1.123	0.271

GRÁFICO -7 COMPARAÇÕES ENTRE O GRUPO A E O GRUPO B VAS

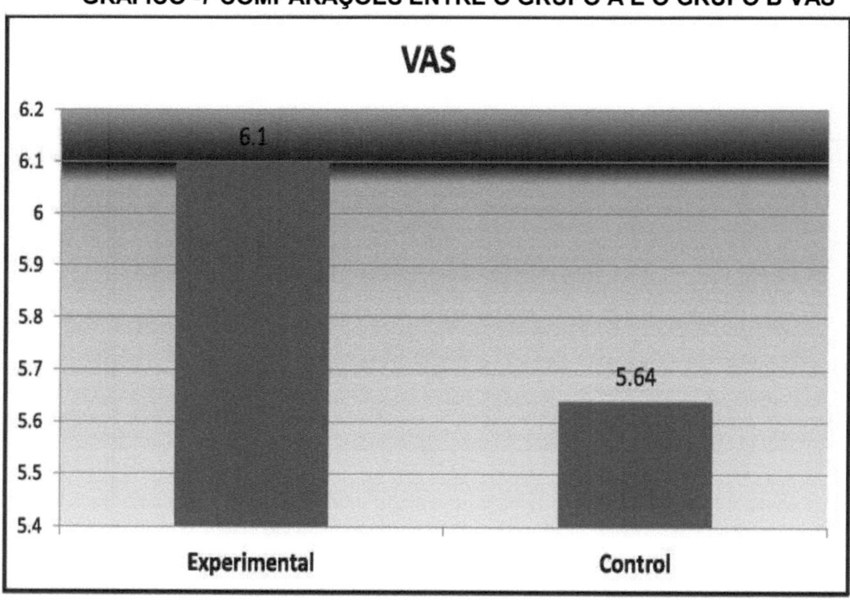

QUADRO- 8 COMPARAÇÕES ENTRE O GRUPO A E O GRUPO B ROM

	GROUP A		GROUP B		SIGNIFICANCE	
ROM	MEAN	SD	MEAN	SD	Unpaired t	p
	88.2	4.229	82.2	7.389	2.729	0.011

GRÁFICO - 8 COMPARAÇÕES ENTRE O GRUPO A E O GRUPO B ROM

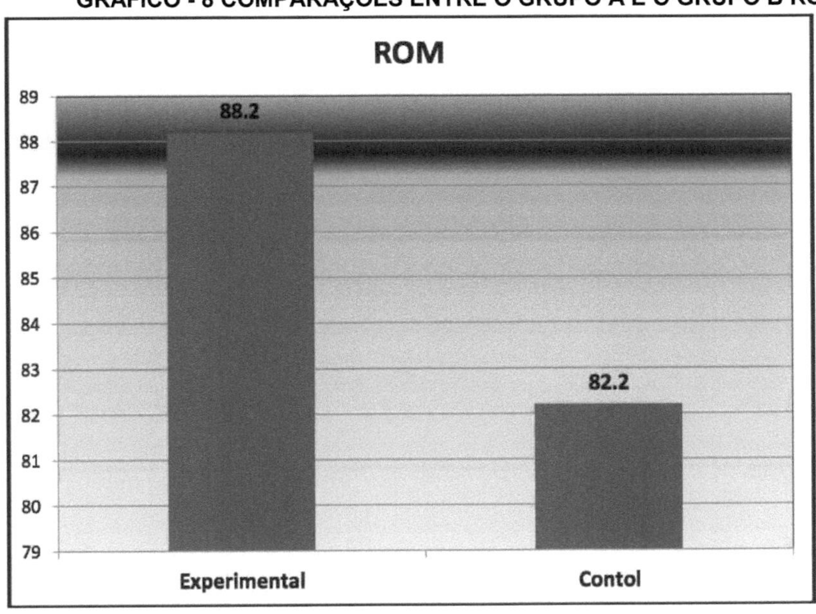

	GROUP 1		GROUP 2		SIGNIFICANCE	
CIRCUMFERENCE	MEAN	SD	MEAN	SD	Unpaired t	P
	-1.1	0.3873	-1.16	0.2354	0.513	0.612

GRÁFICO - 9 COMPARAÇÕES ENTRE A CIRCUNFERÊNCIA DO GRUPO A E DO GRUPO B

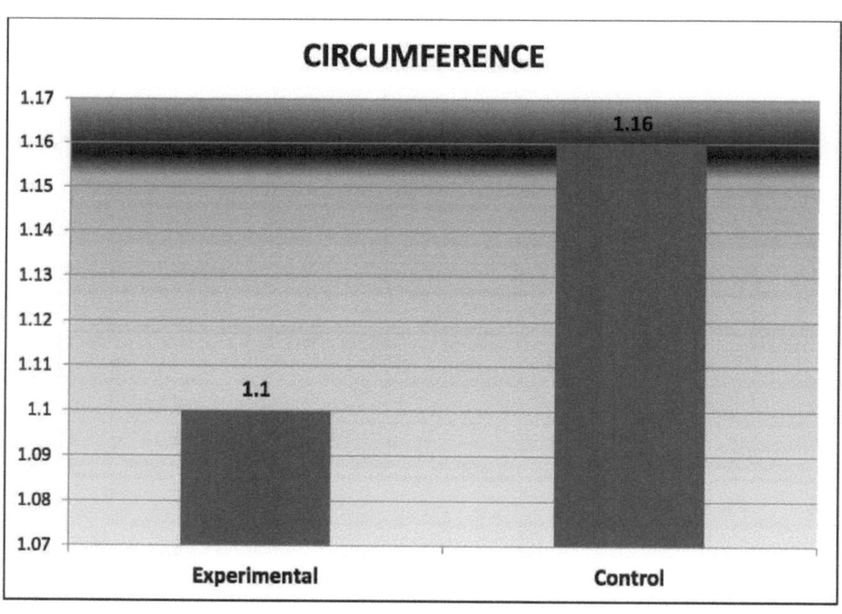

TRATAMENTO, DIA 4, DIA 8 DIA 12

	GROUP	MEAN	STANDARD DEVIATION	N
VAS PRE TREATMENT (cm)	1	8.320	0.7599	15
	2	8.633	0.5246	15
	TOTAL	8.477	0.6611	30
VAS DAY 4 (cm)	1	5.687	0.9211	15
	2	6.307	0.7116	15
	TOTAL	5.997	0.8680	30
VAS DAY 8(cm)	1	3.873	1.2262	15
	2	4.300	0.8701	15
	TOTAL	4.087	1.0670	30
VAS POST TREATMENT (cm)	1	2.220	1.0517	15
	2	2.993	0.9867	15
	TOTAL	2.607	1.0764	30

GRÁFICO 10 COMPARAÇÃO ENTRE OS GRUPOS A E B VAS ANTES DO TRATAMENTO, DIA 4, DIA 8 DIA 12

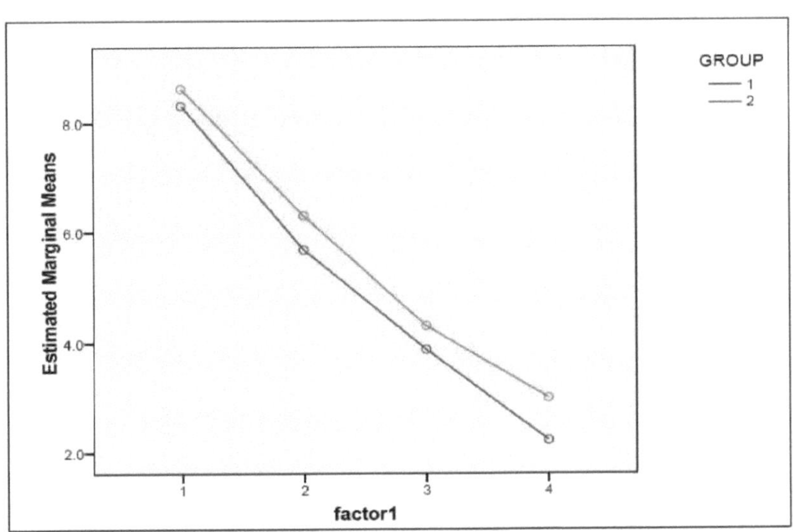

TABLE 11   COMPARAÇÃO ENTRE OS GRUPOS A E B ROM PRÉ-TRATAMENTO, DIA 4, DIA 8 DIA 12

	GROUP	MEAN	STANDARD DEVIATION	N
AFFECTED ROM PRE TREATMENT (degree)	1	16.27	4.284	15
	2	17.20	4.427	15
	TOTAL	16.73	4.307	30
AFFECTED ROM DAY 4 (degree)	1	42.13	3.815	15
	2	43.00	6.164	15
	TOTAL	42.57	5.056	30
AFFECTED ROM DAY 8(degree)	1	77.67	6.863	15
	2	70.80	8.946	15
	TOTAL	74.23	8.577	30
AFFECTED ROM POST TREATMENT (degree)	1	104.47	5.730	15
	2	99.40	6.717	15
	TOTAL	101.93	6.654	30

GRÁFICO 11 COMPARAÇÃO ENTRE OS GRUPOS A E B ROM PRÉ-TRATAMENTO, DIA 4, DIA 8 DIA 12

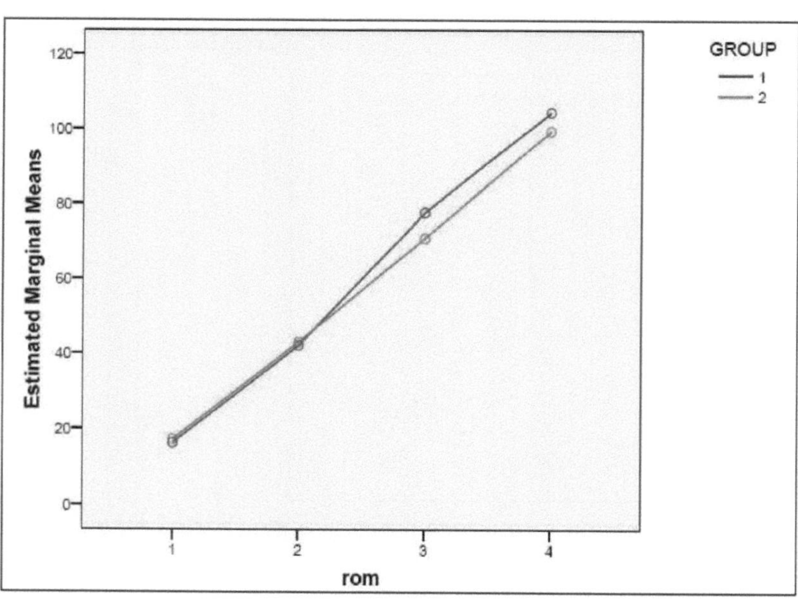

**TABLE 12   COMPARAÇÃO ENTRE OS GRUPOS A E B
CIRCUNFERÊNCIA ANTES DO TRATAMENTO, DIA 4, DIA 8 DIA 12**

	GROUP	MEAN	STANDARD DEVIATION	N
AFFECTED CIRCUM.PRE TREATMENT (degree)	1	37.067	1.9353	15
	2	37.793	1.7742	15
	TOTAL	37.430	1.8612	30
AFFECTED CIRCUM. DAY 4 (degree)	1	36.933	1.9353	15
	2	37.600	1.7444	15
	TOTAL	37.267	1.8417	30
AFFECTED CIRCUM. DAY 8(degree)	1	36.33	1.799	15
	2	36.93	1.821	15
	TOTAL	36.63	1.805	30
AFFECTED CIRCUM.POST TREATMENT (degree)	1	35.97	2.022	15
	2	36.63	1.727	15
	TOTAL	36.30	1.878	30

**GRÁFICO 12 COMPARAÇÃO ENTRE OS GRUPOS A E B
CIRCUNFERÊNCIA ANTES DO TRATAMENTO, DIA 4, DIA 8 DIA 12**

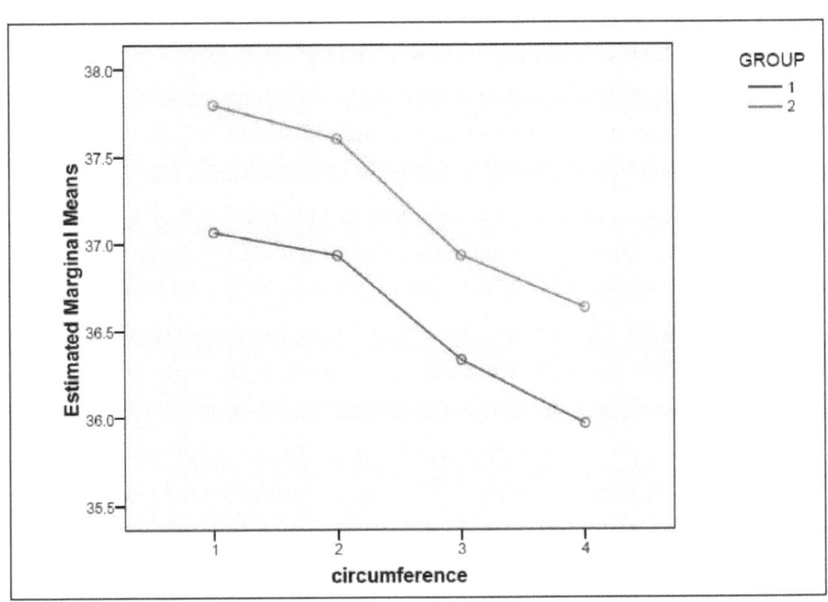

CAPÍTULO 7

RESULTADOS

A **Tabela 1** apresenta uma comparação entre o pré-tratamento, o POD 4, o POD8 e o pós-tratamento da amplitude de movimento do grupo A. A aplicação do teste t de Student emparelhado mostra que existe uma alteração significativa entre a escala visual analógica (EVA) pré-tratamento e a escala visual analógica (EVA) pós-tratamento, com um $p<0,05$. A tabela mostra o valor médio pré-tratamento da EVA - 8,32 e o seu DP - 0,7599 e o valor médio pós-tratamento da EVA - 2,22 e o seu DP - 1,052.

A **Tabela 2** mostra uma comparação entre a Amplitude de Movimento (ADM) pré-tratamento, POD 4, POD8 e pós-tratamento do grupo A. A aplicação do teste t de Student emparelhado mostra que existe uma alteração significativa entre a Amplitude de Movimento (ADM) pré-tratamento e a ADM pós-tratamento, com um $p<0,05$. A tabela mostra o valor médio pré-tratamento da ADM -16,27 e o seu DP-0,4,284 e a média pós-tratamento da ADM - 104,5 e o seu DP-5,73.

A **Tabela 3** mostra uma comparação entre a circunferência do joelho do grupo A no pré-tratamento, no POD 4, no POD8 e no pós-tratamento. Aplicando o teste t de Student emparelhado, verifica-se que existe uma alteração significativa entre a circunferência do joelho no pré-tratamento e a circunferência do joelho no pós-tratamento, com um $p<0,05$. A tabela mostra o valor médio da circunferência antes do tratamento -37,07 e o seu DP-1,935 e a média da circunferência após o tratamento - 35,97 e o seu DP-2,022.

A **Tabela 4** apresenta uma comparação entre a escala visual analógica (EVA) pré-tratamento, o POD 4, o POD 8 e o pós-tratamento do grupo B. A aplicação do teste t de Student emparelhado mostra que existe uma alteração significativa na escala visual analógica pré-tratamento e na escala visual analógica (EVA) pós-tratamento, com um $p<0,05$. A tabela mostra que o valor médio da EVA antes do tratamento é de -8,633 e tem um DP de 0,5426 e o valor médio da EVA depois do tratamento é de 2,993 e tem um DP de 0,9867.

A **TABELA 5** mostra uma comparação entre o pré-tratamento, o POD 4, o POD 8 e o pós-tratamento da Amplitude de Movimento (ADM) do grupo B. A aplicação do teste t de

Student emparelhado mostra que existe uma alteração significativa entre a Amplitude de Movimento (ADM) pré-tratamento e a ADM pós-tratamento, com um p<0,05. A tabela mostra o valor médio da ADM antes do tratamento - 17,2 e DP - 4,427 - e a média da ADM após o tratamento é de 99,4 e DP - 6,717.

A Tabela 6 mostra uma comparação entre o pré-tratamento, o POD 4, o POD 8 e o pós-tratamento da circunferência do joelho do grupo B. A aplicação do teste t de Student emparelhado mostra que existe uma alteração significativa entre a circunferência do joelho no pré-tratamento e a circunferência do joelho no pós-tratamento, com um p<0,05. A tabela mostra o valor médio da circunferência antes do tratamento -37,79 e DP-1,774 e a média da circunferência após o tratamento - 36,63 e DP-1,727.

A Tabela 7 apresenta uma comparação entre a Escala Visual Analógica do Grupo A e do Grupo B. Aplicando o teste t não pareado, verifica-se que não existe uma alteração significativa na Escala Visual Analógica do Grupo A e na Escala Visual Analógica do Grupo B, uma vez que o p>0,05. A tabela mostra que o valor médio da EVA do Grupo A é de 6,0 e o valor médio da EVA do Grupo B é de 5,64 e o valor médio da EVA é de 1,172. O valor de t é 1,123 e o valor de p é 0,271

A TABELA 8 mostra uma comparação entre a Amplitude de Movimento (ADM) do GRUPO A e do Grupo B. A aplicação do teste t não pareado mostra que não há uma alteração significativa entre a Amplitude de Movimento do Grupo A e do Grupo B, uma vez que o p>0,05. A tabela mostra o valor médio da ADM do Grupo A - 88,2 e DP - 4,229 e a média da ADM do Grupo B é 82,2 e DP - 7,389. O valor t é de 2,729 e o valor p é de 0,011.

A TABELA 9 mostra uma comparação entre a circunferência do joelho do GRUPO A e do Grupo B. Aplicando o teste t não pareado, verifica-se que não há uma alteração significativa entre a circunferência do joelho do Grupo A e do Grupo B, uma vez que o p>0,05. A tabela mostra que o valor médio da circunferência do Grupo A é

1,1 e DP-0,3873 e a média da circunferência do Grupo B é 1,16 e DP-0,2354. O valor de t é 0,513 e o valor de p é 0,612.

TABLE10 mostra uma comparação entre a EVA do grupo A e B no pré-tratamento no 4º, 8º e 12º dia. A aplicação da ANOVA mostra que há uma diminuição gradual da dor em ambos os grupos, com maior diminuição no grupo 1 (experimental), com uma média de 8,32 para 2,22, em comparação com o grupo 2 (controlo), com uma média de 8,63 para 2,99.

TABLE11 mostra uma comparação entre a ADM do grupo A e B no pré-tratamento no 4º, 8º e 12º dia. Aplicando a ANOVA, verifica-se que há um aumento da ADM em ambos os grupos. Até ao dia 4 do pós-operatório, há um aumento semelhante da amplitude de movimento, mas depois disso há um maior aumento da ADM no grupo 1 (experimental), com uma média de 77,67 (dia 8) a aumentar para 104,4 (dia 10), em comparação com a ADM no grupo 2 (controlo), com uma média de 70,80 (dia 8) a aumentar para 99,40 (dia 10).

TABLE12 mostra uma comparação entre a circunferência dos grupos A e B antes do tratamento, no 4º, 8º e 12º dia. A aplicação da ANOVA mostra que existe um declínio simultâneo da circunferência entre os dois grupos, mas o declínio no grupo 1 (experimental), com uma média de 37,06 para 35,97, é comparativamente maior do que no grupo 2 (controlo), com uma média de 37,79 para 36,63.

CAPÍTULO 8
DISCUSSÃO

O objetivo deste estudo foi verificar a eficácia da técnica hold relax e dos alongamentos estáticos para ganhar a flexão do joelho na fase aguda após a cirurgia da anca.

O presente estudo mostrou que ambas as técnicas de relaxamento e alongamento estático melhoram significativamente a amplitude de flexão do joelho na fase aguda após cirurgias da anca tratadas com uma incisão lateral em ambos os grupos.

A rigidez do joelho após a cirurgia da anca deve-se sobretudo ao envolvimento dos tecidos moles extra- e periarticulares. Durante a fixação interna da fratura da anca, é frequentemente aplicada ao membro uma tração prolongada com rotação interna, submetendo assim o joelho a tensões anormais prolongadas. Além disso, a transmissão de tensões vibratórias e de impacto para o joelho durante a fixação do implante na anca é inevitável durante o procedimento cirúrgico. Estas tensões indirectas na articulação do joelho durante o procedimento cirúrgico também contribuem para o desenvolvimento de derrame pós-operatório na articulação do joelho[6] . Uma vez que não existe uma lesão articular primária na articulação do joelho, consideramos que este é um cenário ideal para comparar as nossas duas técnicas de mobilização dos tecidos moles.

A imobilização provoca não só alterações significativas na estrutura, mas também afecta os mecanismos neurais da contração muscular. A atrofia muscular é acompanhada por um aumento de outro tecido conjuntivo, que não é capaz de se contrair e tem uma baixa elasticidade. Assim, a mobilização precoce tornou-se uma prática comum após a cirurgia e o traumatismo.[14]

Foi observada uma diferença significativa na intensidade da dor, na amplitude de movimentos do joelho e na circunferência entre os grupos no 12th dia do tratamento.

A melhoria da componente dor pode dever-se à mobilização na fase aguda, que pode ser afetada pela dor. Durante o alongamento, dois tipos de estímulos, como a dor e a pressão, activam os respectivos receptores ao mesmo tempo (Mazzullo, 1978). Os receptores periféricos da dor estão ligados a fibras aferentes não mielinizadas ou mielinizadas pequenas, enquanto os receptores da pressão estão ligados a fibras nervosas aferentes mielinizadas maiores. Cada tipo de fibras aferentes liga-se aos mesmos interneurónios na coluna vertebral e, como as fibras aferentes de pressão são maiores e mielinizadas, os sinais de pressão chegam à coluna vertebral antes dos sinais de dor quando são estimulados simultaneamente (Mazzullo, 1978). A inibição dos sinais de dor ocorre no corno dorsal quando as fibras grandes transmitem sinais (Melzack, 1993). <21 >

Outra razão pode ser que, no alongamento PNF, a teoria do controlo da porta é um mecanismo plausível para obter os benefícios da técnica. A teoria do controlo do portão defende que quando o músculo é esticado com força, para além da sua ADM natural, os GTOs são activados numa tentativa de reduzir as lesões. No alongamento PNF, não só os músculos e tendões são esticados, como também são contraídos neste comprimento alongado, diminuindo a nocicepção, ou dor que é sentida e que causa inibição, produzida pelos GTOs. Os GTOs adaptam-se ao aumento do comprimento e do limiar de força, o que permite uma maior produção de força. Algumas evidências sugerem que os GTOs não desempenham qualquer papel na deteção da força ou na sua inibição (Chalmers, 2002).[21]

Também no que respeita ao alívio da dor associada à rigidez, o peso da evidência sugere que a diminuição da rigidez não é tão importante como o aumento da tolerância ao estiramento. Um aumento da tolerância ao estiramento significa que o doente sente menos dor com a mesma força aplicada ao músculo. O resultado é um aumento da amplitude de movimento, mesmo que a rigidez real não se altere. Isto pode ocorrer através do aumento da força dos tecidos ou da analgesia; no entanto, o aumento da tolerância ao alongamento que ocorre imediatamente após o alongamento deve ser causado por um efeito analgésico, porque a força dos tecidos não aumenta durante 2 minutos de alongamento.[42]

Além disso, verificou-se uma melhoria significativa em ambos os grupos e o possível mecanismo subjacente é que, no relaxamento da preensão, quando o músculo é esticado para além da sua ADM ativa, o participante é instruído a resistir a esse estiramento e, em seguida, o MT é esticado ainda mais. Quando o participante resiste ao estiramento, é produzida uma grande força e um grande estiramento no músculo alongado. Esta grande força é sentida como um estímulo nocivo e é vista como potencialmente prejudicial, o que convida os GTOs a activarem-se num esforço para inibir a força e evitar lesões. À medida que este processo é repetido com um protocolo consistente, a nocicepção, ou causa da quantidade de inibição dos GTOs, diminui à medida que se habitua ao aumento do comprimento do músculo e do tendão, bem como ao aumento da força. Os GTOs adaptam-se e diminuem a inibição, permitindo que o músculo produza uma maior quantidade de força; no entanto, isto pode aumentar o risco de lesão. Com o aumento do comprimento do músculo, surge a capacidade de produzir maior força devido à relação comprimento-tensão. Com o aumento da ADM e a diminuição da inibição dos GTO, o músculo pode ser capaz de aumentar a sua força e produção de força/)[21]

Os alongamentos são tradicionalmente utilizados como parte de um aquecimento para aumentar a flexibilidade ou a amplitude de movimentos (ADM) sem dor. O aumento da ADM pode promover o desempenho e reduzir o risco de lesões. (MAREK et aL, 2005). [26]

A maioria dos estudos foi efectuada para avaliar os efeitos dos exercícios de alongamento na ADM (KHAMWONG et al 2010). Diferentes estudos demonstraram que a técnica estática incorpora um alongamento lento de um determinado músculo ou grupo muscular, mantido no ponto de desconforto durante um período de tempo que varia entre 6 e 60 segundos (BRENT FELAND et aL, 2001). É bem sabido que as técnicas de alongamento muscular estático aumentam a ADM. Na literatura, o aumento da ADM, frequentemente relatado após o alongamento passivo, que pode envolver efeitos biomecânicos, neurológicos e moleculares, parece ser compreendido (YUKTASIRAet aL, 2009). [26]

Atualmente, a investigação tem provado que as técnicas PNF aumentam a ADM (Funk et aL, 2003; Lucas e Koslow, 1984; Wallin et aL, 1985). <21 >PNF

aumenta a ADM aumentando o comprimento do músculo e aumentando a eficiência neuromuscular. Verificou-se que os alongamentos PNF aumentam a ADM em indivíduos treinados, bem como em indivíduos não treinados. Os efeitos podem durar 90 minutos ou mais após a conclusão do alongamento (Funk et aL, 2003).[21]

Funk et al. (2003) avaliaram a eficácia dos alongamentos PNF versus alongamentos estáticos na flexibilidade dos isquiotibiais, realizados com ou sem exercício, num estudo com 40 estudantes-atletas universitários. Os resultados mostraram que aqueles que fizeram exercício e receberam alongamentos PNF registaram um maior aumento da flexibilidade quando comparados com o grupo de referência e o grupo sem exercício e PNF. No entanto, não foram observadas diferenças nos grupos de alongamentos estáticos (linha de base, com exercício e sem exercício).[21]

Verifica-se um aumento significativo da amplitude de movimento no grupo experimental, em comparação com o grupo de controlo, em termos estéticos e clínicos, porque o PNF é um método popular de alongamento que utiliza técnicas de inibição. A duração óptima das contracções isométricas utilizadas na técnica PNF é de 3 a 6 segundos (BRENT FELAND et aL, 2001). As técnicas PNF utilizam a estimulação proprioceptiva para o reforço (facilitação) ou o relaxamento (inibição) de determinados grupos musculares. Um dos princípios do PNF sustenta que as contracções musculares voluntárias são realizadas em combinação com o alongamento muscular para reduzir os componentes reflexivos da contração muscular, promover o relaxamento muscular e, subsequentemente, aumentar a ADM da articulação (FERBER et aL, 2002). [26]

A resistência ao alongamento musculotendinoso envolve tanto as propriedades viscoelásticas mecânicas do músculo e do tecido conjuntivo, como os componentes neurológicos reflexivos e voluntários das contracções musculares. Acredita-se que as técnicas de alongamento PNF reduzem os componentes reflexivos que estimulam a contração muscular, permitindo assim o aumento da amplitude de movimento articular (FERBER et aL, 2002). [21]

A Inibição Autogénica é o que ocorre num músculo contraído ou esticado sob a forma de uma diminuição da excitabilidade devido a sinais inibitórios enviados pelos GTOs do mesmo músculo (Sharman et aL, 2006). Esta tensão provoca a ativação de fibras aferentes Ib dentro dos GTOs. As fibras aferentes enviam sinais para a medula espinal, onde o estímulo provoca a ativação de interneurónios inibitórios na medula espinal[21] . Estes interneurónios colocam um estímulo inibitório no neurónio motor alfa, diminuindo a excitabilidade dos nervos e diminuindo o impulso motor eferente dos músculos (Sharman et al, 2006). Teoriza-se que este reflexo ocorre quando o corpo tenta distribuir a carga de trabalho uniformemente pelas unidades motoras do músculo, ajudando o recrutamento assíncrono do corpo a impedir que unidades motoras específicas se cansem[21] . Esta reação em cadeia provoca o relaxamento da MT, que é uma das teorias motrizes subjacentes ao aumento do alongamento das fibras musculares.

A inibição autogénica depende dos mecanismos de autorregulação do corpo dos GTOs para proteger as estruturas. No entanto, no caso do alongamento PNF, a contração da MT durante o alongamento e a contração do músculo antagonista tiram partido deste mecanismo para diminuir a tensão muscular, permitindo o alongamento das fibras musculares. Isto permite que o método de alongamento PNF tire partido das propriedades viscoelásticas das unidades musculotendinosas, permitindo que o músculo se "arraste" e se alongue, aumentando assim a ADM do indivíduo. No entanto, há incertezas quanto ao papel desempenhado pelos GTOs no alongamento PNF e às melhorias a longo prazo observadas nos indivíduos como resultado (Sharman et aL, 2006). A investigação demonstrou que os GTOs têm um papel importante na inibição das fibras musculares, mas a duração e mesmo a ativação desta inibição é questionável. Estudos demonstraram que, após a contração, a ativação dos neurónios inibitórios dos GTO é baixa ou inexistente, o que demonstra que o sinal inibitório dos GTO é fraco após a contração (Laporte e Lloyd, 1952)[21]

Houve também um relatório que utilizou uma única série de alongamentos PNF que demonstrou um aumento significativo da flexibilidade. A melhoria da flexibilidade dos tecidos também foi mencionada como um meio de reduzir o risco de lesões dos tecidos moles e de prevenir lesões musculares (PEANCHAI et al., 2010).[26]

Ambos os mecanismos de adaptação mecânica e neural são responsáveis por estas alterações durante o alongamento. Estudos sugerem que mecanismos autogénicos e de inibição recíproca ocorrem durante a aplicação da técnica de alongamento PNF.

Uma contração isométrica do músculo esticado durante a aplicação da técnica de alongamento PNF desencadeia o mecanismo de inibição autogénica, criando uma redução subsequente da tensão muscular através da estimulação dos órgãos tendinosos de Golgi. Este mecanismo reduz a resistência ao alongamento e é importante para melhorar a ADM.

Além disso, a tensão durante a contração isométrica máxima do músculo alvo esticado resulta numa menor resistência às alterações de comprimento no mesmo músculo. Embora muitos estudos tenham observado diferenças entre a utilização de um alongamento estático, (PNF), ou alongamento balístico. A investigação não demonstrou indiscutivelmente que uma técnica é melhor do que outra. Tanto o PNF como o alongamento estático são técnicas comummente defendidas (BABAULT et aL, 2010, BRENT FELAND et aL, 2001, YUKTASIRA et aL, 2009). [26]

Foi demonstrado que as técnicas de alongamento PNF aumentam a amplitude de movimento articular em comparação com as técnicas de alongamento não PNF. Tanigawa comparou as técnicas de alongamento PNF com a mobilização passiva e relatou que o procedimento PNF resultou em maiores ganhos na ADM.

Sady et al (1982) compararam as técnicas de alongamento PNF, estático e balístico nos músculos do ombro, do tronco e dos isquiotibiais e referiram que os procedimentos de alongamento PNF obtiveram ganhos significativamente maiores na ADM nas três articulações em comparação com as outras técnicas de alongamento (FERBER et aL, 2002, SADYetaL, 1982). [26]

Embora os efeitos do alongamento estático e do alongamento PNF (por exemplo, agudo, a longo prazo, etc.) tenham sido bem documentados nas ciências do desporto, apenas um número limitado de estudos avaliou o mesmo fator para fins de reabilitação.[26]

Da mesma forma, Schuback et al (2004) observaram a eficácia do auto-alongamento incorporando componentes PNF envolvendo uma técnica PNF aplicada por um terapeuta. Os investigadores verificaram que ambos os regimes de alongamento resultaram num aumento significativo da flexibilidade dos isquiotibiais (SCHUBACK et aL, 2004). [26]

Hutton (1992) salientou que as actividades de alongamento PNF provocam uma inibição neural do grupo muscular que está a ser alongado. A inibição neural reduz a atividade reflexa, o que provoca um maior relaxamento e uma menor resistência ao alongamento. Da mesma forma, Rees et al (REES et aL, 2007) examinaram o efeito do alongamento PNF (três vezes por semana durante 4 semanas) na rigidez da unidade musculotendinosa (MTU) da articulação do tornozelo. Os investigadores verificaram um aumento da ADM do tornozelo (7,8%), da força isométrica máxima (26%), da taxa de desenvolvimento de força (25%) e da rigidez da UTM (8,4%). O aumento da rigidez da MTU após o período de treino é explicado pelas adaptações às contracções musculares isométricas máximas aplicadas nas sessões de alongamento PNF. Uma vez que um sistema MTU mais rígido está associado a uma melhor capacidade de armazenar e libertar energia elástica, o alongamento PNF deve beneficiar certos desempenhos atléticos devido a uma redução do tempo de contração ou a uma maior eficiência mecânica. Tal como no caso do efeito positivo do alongamento PNF sobre a ADM, os resultados do estudo apoiam investigações anteriores que também utilizaram protocolos de alongamento estático de longa duração (BANDY et aL, 1997; CHAN et aL, 2001; DECOSTER et aL, 2004; NELSON et aL, 2004). Os resultados mostraram que 30 segundos de protocolos de alongamento estático resultaram em ganhos significativos na ADM do grupo muscular dos isquiotibiais. Este ganho de ADM obtido no grupo experimental de alongamento estático está de acordo com estudos semelhantes sobre os efeitos da duração do alongamento estático. Por exemplo, Nelson et al (NELSON et aL, 2004) verificaram um aumento da ADM após uma sessão de alongamento estático do músculo isquiotibiais (30s 3 dias por semana durante 6 semanas).[26]

Decoster et al (2004) investigaram a eficácia do alongamento dos isquiotibiais em pé e em decúbito dorsal (cada perna três vezes durante 30s cada) na flexibilidade dos isquiotibiais. Os ganhos na ADM após 12 dias de alongamento estático do músculo isquiotibial durante 30s são bastante semelhantes aos ganhos do grupo de alongamento estático no presente estudo. Noutro estudo, Cipriani et al (2003) compararam dois protocolos de alongamento estático na ADM da anca, com uma variedade de durações, incluindo 30s. Os dois protocolos tinham uma duração de 10 segundos e um alongamento de 30 segundos. Não foram encontradas diferenças entre os dois protocolos. Além disso, a tolerância ao alongamento melhora a flexibilidade da articulação.[26]

Magnusson et al (1998) referiram que o alongamento cíclico estático aumenta a ADM da articulação através do aumento da tolerância ao alongamento, enquanto as caraterísticas viscoelásticas do músculo permanecem inalteradas. Quando as diferenças observadas entre os grupos de alongamento estático e PNF foram comparadas, não houve diferenças significativas nas melhorias feitas na ADM.

Worrell et al (1994) não encontraram diferenças no aumento da ADM entre PNF e técnicas de alongamento estático. Da mesma forma, Godges et al (1989) observaram que tanto o alongamento estático como a mobilização dos tecidos moles com PNF aumentaram significativamente a ADM tanto na extensão como na flexão da anca. Davis et al (2005) estudaram os efeitos de três protocolos de alongamento (auto-alongamento, alongamento estático e técnicas PNF) no comprimento do grupo muscular dos isquiotibiais durante um programa de treino de 4 semanas. Os resultados obtidos indicaram que o alongamento estático, envolvendo uma repetição durante 30s 3 dias por semana, aumentou o comprimento dos isquiotibiais em indivíduos jovens e saudáveis. Por outro lado, o auto-alongamento e o alongamento PNF-R, envolvendo uma repetição durante 30s, 3 dias por semana, não foram suficientes para aumentar significativamente o comprimento dos isquiotibiais. No presente estudo, os valores de ADM aumentaram significativamente no grupo do FNP. A diferença na eficácia do FNP entre Davis pode estar associada à repetição.[26]

Taylor et al (1990) sugeriram que o alongamento máximo da unidade músculo-tendão ocorre após cerca de quatro alongamentos (repetições). A flexibilidade é específica das várias articulações do corpo e a comparação dos resultados de vários estudos de treino da flexibilidade continua a ser difícil, uma vez que se encontram na literatura várias combinações de séries, repetições, duração, frequências e técnicas [26]

Etnyre e Lee (1988) verificaram aumentos significativos na ADM em todos os grupos de tratamento, mas verificaram que as técnicas PNF eram mais eficazes do que o método SS tanto para a flexão da anca como para a extensão do ombro. Para manter a ADM, é necessário realizar o PNF durante um período de tempo mais longo, embora os resultados se tornem menos significativos quanto maior for o tempo de tratamento e quanto mais for realizado durante um período de tempo mais longo. Verifica-se um aumento muito significativo após a primeira sessão de tratamento, pelo que o PNF é uma boa forma de obter melhorias imediatas na ADM de uma articulação. Os métodos PNF aumentam a flexibilidade e a ADM de todos os indivíduos que receberam alongamentos PNF.

Foi encontrada uma diferença significativa entre os grupos para melhorar a amplitude de flexão do joelho, reduzir a dor e reduzir a circunferência do joelho. Mas não se registou uma diferença significativa entre os grupos. Ambas as técnicas individualmente foram estatisticamente significativas, mas clinicamente a técnica de relaxamento (grupo A) é mais eficaz do que o alongamento estático (grupo B) na melhoria da amplitude de flexão do joelho e na redução da perceção da dor na fase aguda após uma cirurgia da anca com incisão lateral. Clinicamente, a melhoria foi muito melhor no grupo A em comparação com o grupo B.

Ambos os regimes de alongamento, técnicas, alcançaram um aumento significativo na amplitude de flexão do joelho. Uma vez que ambos os regimes de alongamento obtiveram uma melhoria clinicamente significativa da amplitude de movimento, podem ser considerados factores individuais ou organizacionais ao decidir qual o regime de alongamento a utilizar.

CAPÍTULO 9
CONCLUSÃO

O estudo concluiu que ambas as técnicas, manter a descontração e a técnica de alongamento estático, são igualmente eficazes e não foi encontrada qualquer diferença estatística entre os dois tratamentos, mas, clinicamente, a técnica manter a descontração é mais eficaz do que o alongamento estático na melhoria da amplitude de flexão do joelho e na redução da dor na fase aguda após uma cirurgia da anca com incisão lateral.

LIMITAÇÕES

- O estudo teve um tamanho de amostra pequeno.
- O estudo não mediu as alterações da força muscular.
- O estudo não teve em conta os efeitos a longo prazo dos alongamentos ao fim de 4 semanas, 6 semanas e 8 semanas após a cirurgia.
- O goniómetro universal utilizado neste estudo tem margem para erros; um goniómetro eletrónico teria evitado este aspeto do erro.
- Os resultados da investigação existente sobre o efeito da duração, frequência e repetições dos regimes de alongamento variam consideravelmente.
- Não foi possível quantificar a força aplicada pelo fisioterapeuta, embora o ponto de paragem do alongamento tenha sido determinado pelos sujeitos.

REFERÊNCIAS

1. MA Ren-shi, GUGui- shan WANG Cheng- ZHU Dong e ZHANG Xi- zheng. Departamento de Cirurgia Óssea e Articular Relação entre o tempo cirúrgico e as complicações pós-operatórias em pacientes senis com fracturas da anca. Chinese Journal of Traumatology 2010; 13(3):167-172.
2. Cambell's Operative Orthopaedics 11th edição de S. Terry Canale e James H. Beaty. Capítulo no.52: 2007.
3. RA Merchant,1MB ChB (Edin), MRCP (UK) , KL Lui,2 NH Ismail,3MBBS, MRCP (Edin), FAMS (Geriatr Med),HP Wong,4 MBBS, M Med, FAMS (Ortho Surg), YY Sitoh,3 MBBS, MRCP (Edin), FAMS (Geriatric Med A relação entre complicações pós-operatórias e resultados após cirurgia de fratura da anca .2010.
4. Murphy DP, Masterson E, O'Donnell T, Ryan E, Shahid MS. A prospective study for evaluation of knee effusion after hip surgery. Ir Med J 2002; 95:140-141).

5. Christodoulou, A G, Givissis, P, Antonarakos, P D, Petsatodis, G E, Hatzokos, I, Pournaras, J D) Knee joint effusion following ipsilateral hip surgery. Journal of Orthopaedic Surgery / Dez 2010.

6. Pun WK, Chow SP, Chan KC, Ip FK, Leong JCY. Efusões no joelho em indivíduos idosos que foram operados por fratura da anca. J Bone Joint Surg Am 1988;70:117 -118.

7. Torry MR, Decker MJ, Millett PJ, Steadman JR, Sterett WL The effects of knee joint effusion on quadriceps electromyography during jogging. J Sport Sci Med 2005;4:1-8).

8. Kisner C, Colby L Therapeutic exercises Foundation And Techniques Jaypee Brothers 4th edition.

9. Deandrade JR, Grant C, Dixon AS. Distensão articular e inibição muscular reflexa no joelho. J Bone Joint Surg Am 1965;47: 313-22.

10. Spencer JD, Hayes KC, Alexander IJ. Derrame articular do joelho e inibição do reflexo do quadríceps no homem. Arch Phys Med Rehabil 1984;65:171

11. GossmanM.R.SarhmannS.A.,Rose S. J. Review of length associated changes in muscles-experimental evidence and clinical implication. Physical Therapy 1982;62:1799-1808)

12. William P.E, Goldspink G. Changes in sarcomere length and physiological properties in immobilized muscle (Alterações no comprimento dos sarcómeros e propriedades fisiológicas no músculo imobilizado). Journal of Anatomy 1978;127:459-468.

13. Johns RJ, Wright V. Relative importance of various tissues in joint stiffness (Importância relativa de vários tecidos na rigidez articular). J ApplPhysiol 1962;17:824-8.

14. Ylinen J stretching Therapy for sports and Manual Therapies Section 1- Stretching Theory 1st edition Churchill Livingstone. J Rehabil Med 2009; 41: 80-84.

15. Oatis CA Kinesiology - The Mechanics and Pathomechanics of Human Movement (Cinesiologia - A Mecânica e a Patomecânica do Movimento Humano). Lippincott William e Wilkins. Cap. 3 e 4; 36-64.

16. Magnusson SP , Simonsen EB , Aagaard P Biomechanical responses to repeated stretches in human hamstring muscle in vivo . American Journal of Sports Medicine (1996); 24: 622-628.

17. Zarins B . Lesão e reparação de tecidos moles - aspectos biomecânicos. Jornal Internacional de Medicina Desportiva 3:19.

18. Darlene Hertling , Randolph M. Kessler Management of Common Musculoskeletal Disorders - Physcial Therapy Principals And Methods. 3rd edition . Lippincott, Philadelphia , New York.

19. Donatelli , Owens , Burkhat A . Effect of Immobilisation on the extensibility of periarticular connective tissue (Efeito da imobilização na extensibilidade do tecido conjuntivo periarticular). Jornal de Fisioterapia Ortopédica Desportiva;3 :67-72.

20. Malliaropoulous , N.S. Papalexandris , A. Papalada , e E. Papacostas. The Role of Stretching in Rehabilitation of Hamstring Injuries :80 Athletes follow -Up . Med. Sci. Sports Exerc., 2004 36:756- 759.

21. Kayla B. Hindlel, Tyler J. Whitcombl, Wyatt O. Briggsl, Junggi Hong Facilitação Neuromuscular Proprioceptiva (PNF): Seus Mecanismos e

Effects on Range of Motion and Muscular Function Journal of Human Kinetics volume 31/2012, 105-113 Section II- Exercise Physiology & Sports Medicine.

22. Hamid Arazi[1] , FarhadRahmani Nia[1] , Mehdi Hakimi2 e Maryam Ali Mohamadi3 O efeito do alongamento PNF combinado com um treino de resistência na força, no volume muscular e na flexibilidade em estudantes do sexo masculino não atletas Sport Science 5 (2012) 1: 85-90.

23. AbdulrahimZakaria, GaneswaraRao. Melam e SyamalaBuragadda Eficácia das técnicas de alongamento PNF na tensão dos isquiotibiais na população jovem adulta masculina World Journal of Medical Sciences 7 (1): 23-26, 2012.

24. Michael Samson 1, Duane C. Button 1, AnisChaouachi 2 e David G. Behm Efeitos dos alongamentos dinâmicos e estáticos no âmbito de protocolos de aquecimento gerais e específicos da atividade Journal of Sports Science and Medicine (2012) 11, 279-285.

25. Conceitos actuais sobre alongamentos musculares para exercício e reabilitação Int J Sports PhysTher. 2012 February; 7(1): 109-119.

26. Hassan Daneshmandil, Ahmad Ebrahimi Atri2, Alsi Ghasemi3, PegahRahmanithe effects of PNF & static stretching on knee rom of amputee athletes Brazilian Journal of Biomotricity. v. 5, n. 4, p. 255-262, 2011.

27. Nagarwal A.K.1, Zutshi K +, 2, Ram C. S. 3, Zafar R.3 1 JamiaHamdard, Nova Deli. Improvement of Hamstring Flexibility: A Comparison between Two PNF Stretching Techniques International Journal of Sports Science and Engineering Vol. 04 (2010) No. 01, pp. 025-033.

28. Atef Khalil Rashad e 2Moushira Ibrahim El-AgamyComparing Two Different Methods

of Stretching on Improvement Range of Motion and Muscular Strength Rates. Revista Mundial de Ciências do Desporto 3 (4): 309- 315, 2010.

1.1. Mohd. Waseem , ShibiliNuhmani , C. S. Ram Faheem Ahmad Um estudo comparativo: Alongamento estático versus treino excêntrico no ângulo poplíteo em universitários indianos normais e saudáveis International

Journal of Sports Science and Engineering Vol. 03 (2009) No. 03, pp. 180-186.

30. Madeleine Smith, Gary Fryer, A comparison of two muscle energy techniques for increasing flexibility of the hamstring muscle group Volume 12, Número 4, outubro de 2008, Páginas 312-317.

31. Dain P. LaRoche, Declan A. J. ConnollyEffects of Stretching on Passive Muscle Tension and Response to Eccentric Exercise by American Orthopaedic Society for Sports Medicine 2006.

32. Mayer, JM, Pederson, AJ, Simons, KM efeitos do alongamento PNF na flexibilidade em jogadoras de futebol universitário da divisão 3 J. Undergrad. Kin. Res. 2005; 1(1): 1-8.

33. Sarah M Marek, Joel T Cramer, A. Louise Fincher, Laurie L Massey, Suzanne M Dangelmaier, SushmitaPurkayastha, Kristi A Fitz e Julie Y CulbertsonAcute Effects of Static and Proprioceptive Neuromuscular Facilitation Stretching on Muscle Strength and Power Output J Athl Train. 2005 Apr-Jun; 40(2): 94-103.

34. Winters MV, Blake CG, Trost JS, Marcello-Brinker TB, Lowe LM, Garber MB, Wainner RSPassive versus active stretching of hip flexor muscles in subjects with limited hip extension: a randomized clinical trial.PhysTher. 2004 Sep;84(9):800-7.

35. Hahne AJ, Keating JL, Wilson SC. As mudanças dentro da sessão na intensidade da dor e na amplitude de movimento predizem mudanças entre sessões em pacientes com dor lombar? Australian Journal of Physiotherapy50: 17- 23 2004

36. Birgit SchubackJulie Hooper, Lisa Salisbury (2004) A comparison of self-stretch incorporating proprioceptive neuromuscular facilitation components and a therapist-applied PNF-technique on hamstring flexibility 10.1016/j.physio.2004.02.009.

37. Russell T. Nelson*; William D. Bandy the effect of Eccentric Training and Static Stretching Improve Hamstring Flexibility of High School Males Journal of Athletic Training 2004;39(3):254-258.

1.1. Fiona Ballantyne, Gary FryerPatrick McLaughlinO efeito da técnica de energia muscular na extensibilidade dos isquiotibiais: o mecanismo da flexibilidade alterada Victoria University journal of atheletic training (2004)39 : 254- 258.

39. M. N. Nachtwey, K. Stricker Effects of the PNF-hold-relax- technique,direct and indirect, on hamstring muscle flexibility july 2003.

40. Ferber R, Osternig L, Gravelle D. Effect of PNF stretch techniques on knee flexor muscle EMG activity in older adults.J ElectromyogrKinesiol. 2002 Oct;12(5):391-7.

41. J.BrentFeland, J.W. Myrer, R.M. Merrillacute alterações na flexibilidade dos isquiotibiais: Fisioterapia no desporto Volume 2, Número 4, novembro de 2001, Páginas 186-193.

42. Ian Shrier et al (2000) Myths and Truths of Stretching -the physician and sportsmedicine- vol 28 - no. 8 - agosto 2000

43. Keitaro KuboHiroaki Kanehisa, Yasuo Kawakami e Tetsuo Fukunaga para investigar a influência do alongamento estático nas propriedades viscoelásticas das estruturas tendinosas humanas in vivo 2000

44. Glen M. DePino,William G. Webright Brent L. Arnold Duração da flexibilidade mantida dos isquiotibiais após a cessação de um protocolo de alongamento estático agudo Journal of Athletic Training 2000;35(1):56-59

45. Bandy WDIrion JM, Briggler MT The effect of static stretch and dynamic range of motion training on the flexibility of the hamstring muscles. J Orthop Sports PhysTher. 1998 Apr;27(4):295-300.

46. Lee N. Burkett, Cynthia C. Seminoff[2] , Brent A. Alvar[1] Comparação da máquina power stretch com técnicas tradicionais de alongamento para aumentar a flexibilidade da região lombar e dos isquiotibiais - journal isokinetics and exercise science Volume 7, Number 2 / 1998pg 95-99.

47. Paul R. SurburgJohn W. Schrader, HSD, ATC Proprioceptive Neuromuscular Facilitation Techniques in Sports Medicine (Técnicas de Facilitação Neuromuscular Proprioceptiva em Medicina Desportiva): Volume 32 Número 1 março 1997.

48. Joseph J Godges, et al (1993) Effects of Exercise on Hip Range of Motion, Trunk Muscle Performance, and Gait Economy (Efeitos do Exercício na Amplitude de Movimento da Anca, Desempenho Muscular do Tronco e Economia da Marcha)

49. Sullivan et al efeito da posição pélvica e do método de alongamento na flexibilidade dos músculos isquiotibiais 1992.

50. Etnyre, B. R. Efeito da flexibilidade crónica e aguda de homens e mulheres utilizando três técnicas de alongamento diferentes: Research Quarterly for Exercise

and Sport (RQES), 59(3), 222 - 228. 1988.

51. Condon SM,Hutton RSSoleus muscle electromyographic activity and ankle dorsiflexion range of motion during four stretching procedures PhysTher. 1987 Jan;67(1):24-30.

52. Osternig LR, Robertson R, Troxel R, Hansen P. Ativação muscular durante técnicas de alongamento de facilitação neuromuscular proprioceptiva (PNF). 1987 Oct;66(5):298-307.

53. Abraham LD.et al os efeitos de 3 métodos de alongamento na excitabilidade do pool motor do músculo sóleo medido pelo reflexo de Hoffmann. 1986

54. Etnyre BR, Abraham LDGanhos na amplitude de dorsiflexão do tornozelo usando três técnicas populares de alongamento.Am J Phys Med. 1986 Aug;65(4): 189-96.

55. Wallin DEkblom B, Grahn R, Nordenborg TImprovement of muscle flexibility. Uma comparação entre duas técnicas.Am J Sports Med. 1985 Jul-Aug; 13(4):263-8.

56. Lucas RC et al um estudo comparativo das técnicas de facilitação neuromuscular estática, dinâmica e proprioceptiva na flexibilidade 1984

57. Sady SP et al Treino da flexibilidade: facilitação neuromuscular balística, estática ou proprioceptiva?1982.

58. Medeiros JM, Smidt GL, Burmeister LF, SoderbergGLA influência do exercício isométrico e do alongamento passivo no movimento da articulação da anca.PhysTher. 1977 May;57(5):518-23.

59.

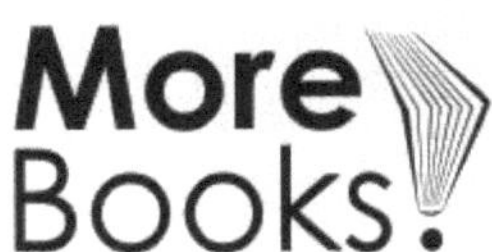

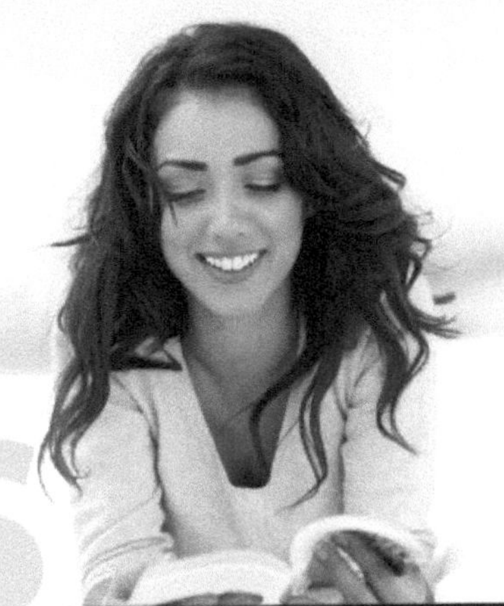

I want morebooks!

Buy your books fast and straightforward online - at one of world's fastest growing online book stores! Environmentally sound due to Print-on-Demand technologies.

Buy your books online at
www.morebooks.shop

Compre os seus livros mais rápido e diretamente na internet, em uma das livrarias on-line com o maior crescimento no mundo! Produção que protege o meio ambiente através das tecnologias de impressão sob demanda.

Compre os seus livros on-line em
www.morebooks.shop

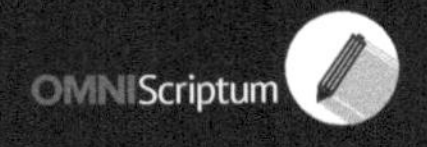

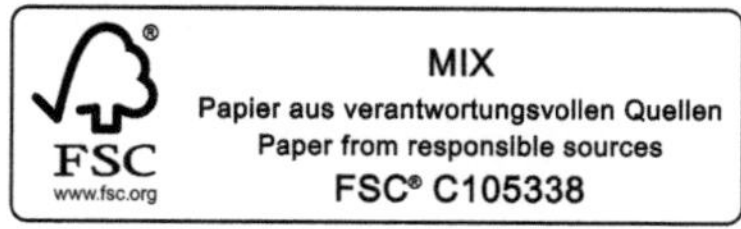

Printed by Books on Demand GmbH, Norderstedt / Germany